おんころやの人生を想う

～橋本敬三先生を語る～

日本操体学会 編

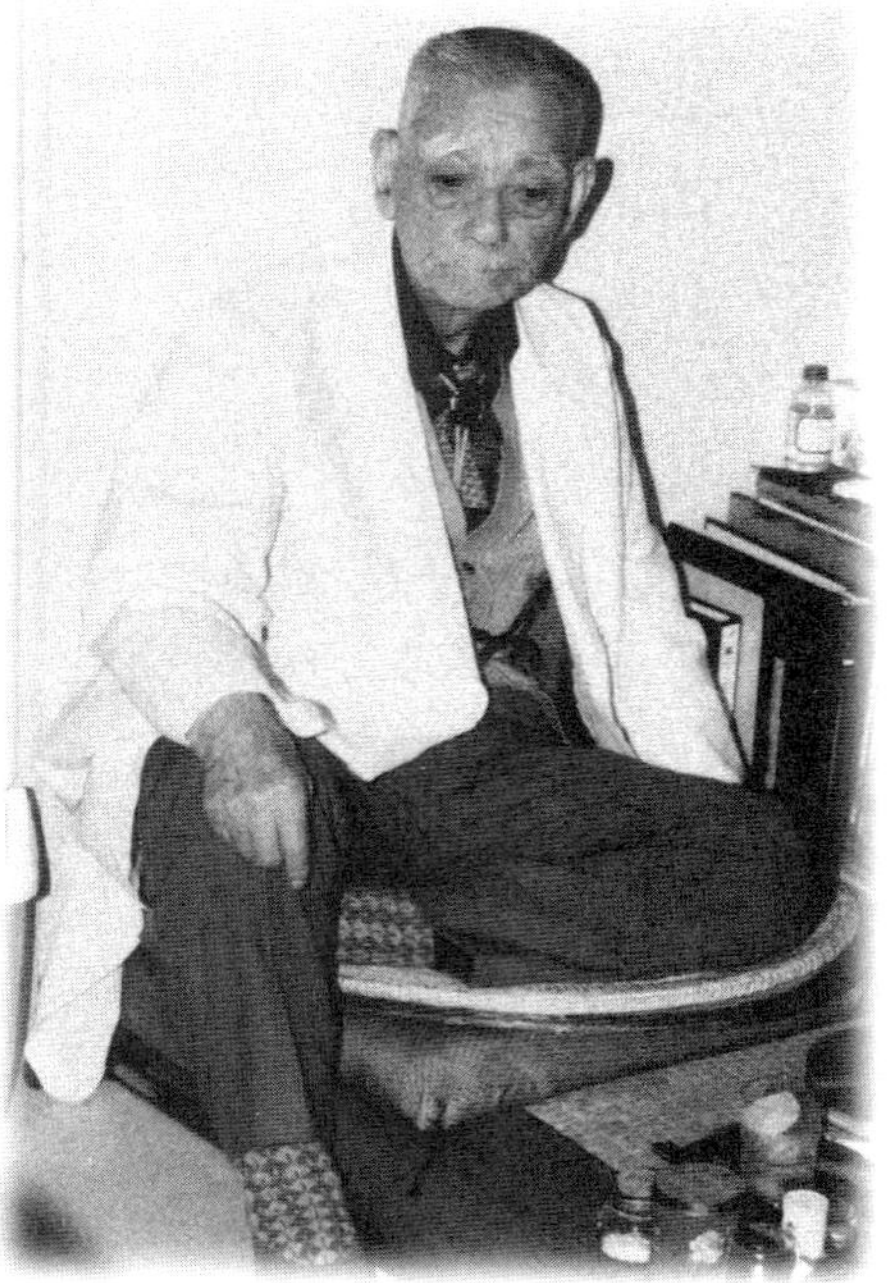

出版に寄せて

古武士のような風貌、分け隔てない診察で、仙台の赤ひげ、または病院名に由来して「おんころや先生」と呼ばれた。仙台市青葉区立町の定禅寺通角に温古堂を構えたのが昭和二十五年。それから四十年近く、九十二歳になるまで患者と向かい合った。火鉢を挟んで症状をじっくり聞き入り、姿勢や歩き方、呼吸法を正してやるだけで、腰痛や神経痛が自然に治ったという。完治した患者がお礼に訪ねると、笑顔で、「おれが治したんじゃない、君の努力が実を結んだんだよ」と言って、一緒に喜んだ。薬を使わないで治すというので、温古堂の名は、神経系統の病に悩む人々の間で、日増しに高まっていった。（河北新報「残照」平成五年三月十三日より一部転載）

この本は、身体を気持ちの良い方向に動かして治す操体法の、橋本敬三先生の足跡を辿り、編集したものです。操体法とは、「気持ちの良いことをする」というのが最大の特色です。操体法の原理は、人間の身体の設計にミスはなく、生命現象はバランス現象であり、人間の中にある原始感覚に基づいて動けば間違いがないという考え方です。

そして、自己責任生活の必須条件として、呼吸・飲食・身体運動・精神活動の四つがあり、これらは同時に相関し相補し、環境への適応にも相関性を持っているとされています。大切なことは、これら五つの次元の同時相関・相補性を、各人が身をもって学ぶことにあるということですが、これは決して難しいことではなく、「まずはやってみる」という、野次馬根性での実践行動にあるようです。「本当のところは簡単なものなのさ」という言葉がよみがえってくるところです。おんころや先生の思考の根源には知的な好奇心があります。

おんころや先生の考えは、ただ病気治しだけでなく、生活することにおける目安、人間が生きるという実践の現場に身を置くことの、人生全体についての原理にまで及んでいるかのようです。おんころや先生の一生をかけた問題意識が操体法の隅々に行き渡っているというのが私の実感です。

橋本敬三先生の思考法と実践の現場を、じっくりお読みいただければ嬉しい限りです。

平成三十年十月　日本操体学会監事　稲田　稔

目次

おんころやの人生を想う

橋本　承平（ハシモト ショウヘイ　橋本敬三 四男）

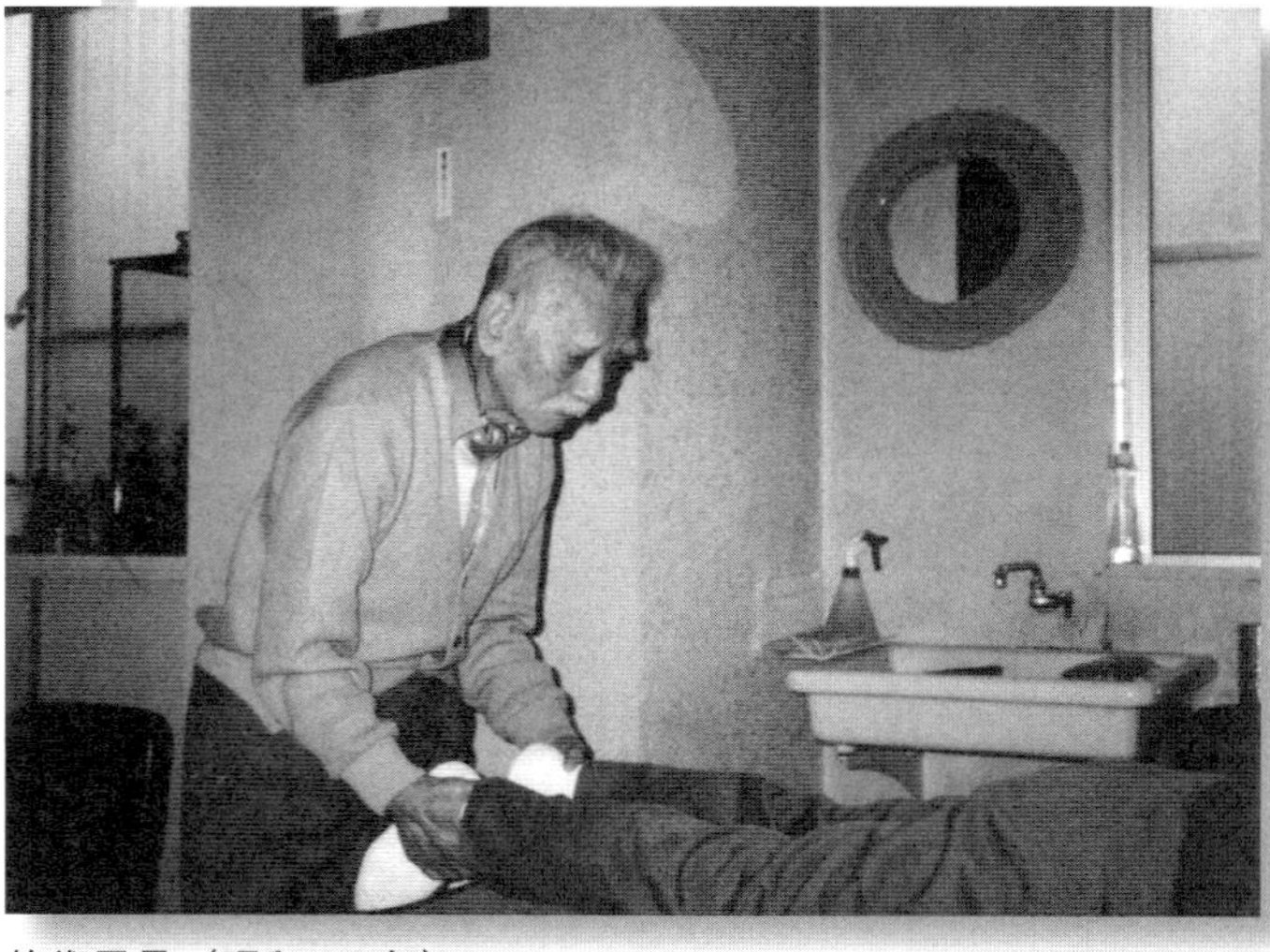

施術風景（昭和 63 年）

『生体の歪みを正す〝おんころや〟の人生 温古堂 橋本敬三』（平成二十八年）より、再編集・加筆修正

◆

大正十年（一九二一年）新潟医専卒業（二十四歳）以来、波乱に富んだ「医業の道」を七十年余り真剣に歩み続けた「おんころや」の人生ドラマを振り返り、考えてみた。

私はおんころやの日記五十冊、主なる出版書籍を夢中で読んだ。あらためて驚くことばかりだったが、「医者として五十余年 ── 治療など下の下と思うに至るまで」〈昭和五十二年一月記〈八十歳〉〉は、特に印象的であった。私は現在七十九歳、当時の父と同じ年齢となり、改めて父の偉大さを痛感している。

当時の様子をご存知ない世代も増えている昨今だが、いくつかのエピソードを通し、父の思いや生き様を皆さんに伝えることができればとペンを執った。

医師として半世紀余

■医師として駆け出し時代

おんころやは大正十年（一九二一年）に新潟医専卒業後、猶予していた兵役に服し、二年後除隊してすぐには臨床（診察・治療）には行かず、研究というものが面白そうなので生理学教室に戻り、東北大学医学部神経生理学・藤田敏彦教授の元で好き放題に、自分のやりたいことを毎日楽しんで暮らした。しかし好き放題な研究にも限界がある。貧乏生活であんまり家内に迷惑をかけても申し訳ないと、医専卒業五年後の昭和元年（一九二六年、二十九歳）、臨床医となる。自分の貧弱な力を省みるにつけ、自業自得を悩み、医者として患者に満足な治療ができない悔しさ、暗黒の壁にぶつかった。無我夢中で西洋医学・東洋医学・民間治療の研究に没頭した。函館時代の十年間は夢のようであった。

■戦争へ応召

昭和十二年八月、日中戦争が始まって間もなく、おんころやの元に赤紙が来た(四十歳)。やっと民間療法のうちにも何かがあると悟り、毎朝早く起きて書き始めていた頃だった。「求学備忘録」を丸二日間でまとめて『漢方と漢薬』誌に投稿し、応召した。（昭和十三年一月号・二月号に記載されていたことを確認できた）

日中戦争、大東亜戦争、二度の応召。昭和二十三年夏の終わり頃、無事帰還。浦島太郎五十一歳。ロシアで共産主義理論教育を受けたが、「天地創造の日本神話」我が民族の優秀性を確認した。

昭和二十五年（五十三歳）、空白ボケもだいぶいやされ、日本医界の変動をじっとながめていたが、自分の考えを乗り越すような発表もない。宮城県医師会会員として、復帰した。

昭和二十六年、『日本医事新報』に投稿開始。はじめは採用はされなかったが、梅沢社長に直訴してから、やっと記事として発表され始めた「ダイナミックな診療の提唱」『日本医事新報』第一四三九号。

昭和二十七年（五十四歳）、宮城県医師会協議会五百名出席、金子太郎会長に要望書を提出。医師会活動に積極的に参加した。

昭和三十二年（六十歳）、「異常感覚と運動系の歪み」『日本医事新報』第一七四五号・

一七四六号に掲載された。主題は「健康の基本。運動系力学的ストレス自律神経に対する刺激が現わす症候群」。今後の医学の責任分野、面白い時代が来ることを楽しみに、全力で研究追求をする努力を痛感した。

昭和三十五年（六十三歳）、「武見内閣の青写真に期待して」という時論を『日本医事新報』（第一八七五号）に投稿した、角加苗先生（同第一八五四号）・平田欽逸先生（同第一八四九号）両先生に対し、「健康に関する四つの場」『日本医事新報』第一九〇〇号に掲載の中で「論説の卓抜な識見、最も身体的で感服する。平田先生の著書を拝見する機会に恵まれ、同氏が人類の健康を増進せる愛念に心うたれた。いかにして心身共に健全なる若き世代を育成せんかと、教育医学に挺身しておられる事実を知るに及んだのである。この運動に老骨が一壁の貢献をなしうるなら、余生これに越したる感激はない。科学とは、自然法則を謙虚に理解して敬虔に実践証明することであり、正しき科学者とはかくして人類の幸福に貢献奉仕する人のことであると思う」。

■操体の総合化

昭和三十九年（六十七歳）、日本においてオリンピックの大典が挙行された。スポーツと体育とは同一のものであろうか？　この世に生を与えられた以上、生命の歓喜を慕い求むる情念は誰とも変わりない。生まれて一両日以内に無心に求める母乳より始まる食。寸時も休むことのない呼吸、無意識に動かす手足、三つ子の魂百までも、条件反射の法則がわかっていても、心・精神の育成矯尊すべきかという指導原理はどうであろうか？

自然界に生を受けたものは、この恩恵を認識できれば感謝の念が湧く。感謝のない人生ほど悲惨なものはない。人は天地の恵み、親や人々の愛情に支えられて生きている。不平不満はこの恵みに目覚めないからである。常にこの恵まれていることに心を配り探し求め、気が付いたら、そのことを口に出して感謝する事だ。心は明るく嬉しくなり、行動も親切になる、運命は好転する。運命は口から出す言葉の方向に進む。生き方を法則に従わせれば適応してきて健康になる。体育とは健康が基本。強い精神力を持っていればスポーツも勝てる。

おんころやは、心と体の健康こそが幸せに生きる最大の基本条件と考えていたと思う。

■操体の熟成

仏教に「般若心経」という、たった二百六十二文字に凝縮されている真髄がある。"般若"とは、生まれた時の純真さを取り戻そうと、エゴをすっぱりと捨て切ること。すると「すべて」の悩みが小さく見えてくるという意味である。苦しみや悩みから解放されて安らかで幸福な毎日を送りたいなら、般若の心になればよい。頭の中がカラッと空になる「無意識界」は、変化変心の創造世界。

おんころやの教書「般若身経」は、

・身体運動の法則（その基本運動）

・生き方の自然法則、息・食・動・想

・与えられた原始感覚で弁別し経験の知識によって補強できるのは人間だけ

おんころやはユーモアがあり、「心」「身」を入れ替えて健康の教科書作りをした。「操体法」「般若身経」を新興宗教と勘違いした人がいた。人の心を理解できない人々は、悲しいものである。

昭和四十九年（七十七歳）、「ライフ・サイエンス」『日本医事新報』第二五九五号に掲載。日本医師会長の構想のもとで練られていた〝ライフ・サイエンス〟の解説が、ラジオで放送された。日本医師会総会で、「細分化の医学を統合し倫理性を高めたい」と論議された。医学界建設の地鎮祭である。希望が湧いてきた。

■現代医学への警笛

昭和四十八年（七十六歳）、「医師よ惰眠を貪るなかれ」『日本医事新報』二五四一号に掲載では、

「医師諸君は泰平の夢を貪ってござる方が多い。健康から疾病への傾斜は生活の営みにおける自然法則への背反からである。運動力学的にもアンバランスの歪みが原因となる。身・心もすべてバランスの歪みに注意しなければならない」。

そして最後に「マクロの世界」『日本医事新報』二五七〇号の総論欄に、「人間は健康で幸福に生きるように造られているのに、マクロな生活の法則に無関心なためにその報いを受けているのだと思う。健康の基本の考え方にご関心のある方に『般若身経』を差しあげたい

と書いてみたが、『身』と『心』の理解が出来ないのか、申し込みが全然なかった」。誤解されている。

おんころやは昭和二十五年以降、各誌に「医学の再建」案を書きまくってきた。医学会からの反応は全くと言ってもよいほどなかった。

第二の人生 ― 卒寿（八十歳）より米寿（八十八歳）まで

おんころやは、心と健康こそがこの世に生まれた最大の恵みであり、自分の体、心に責任を持つ大切さを常に発言し、また医師の信念をもって行動していた。

六十歳の時の文章では、「現代医学の盲点とし、不健康になる可能性を知れ、『異常感覚と運動系の歪み』を考える」。運動系の力学的ストレス、自律神経に対する刺激が現わす症候群等々に関する、微症状・不定愁訴を重点的に医学界に発表してきたが、医学界はまったく反応を示さなかった。西洋医学のみを公認の医療としていたが、東洋医学等は非公認の医療とされる傾向が強かった。「科学的検査がいくら開発され、進歩しても、生命の本質に暗ければ治療の効果を挙げ得ないのが現実だ」と書いている。

遺言の気持ちでまとめた父・敬三最後の叫びが、三題ある。

① 現代医学への警笛（七十六歳）

昭和四十八年「医師よ惰眠を貪るなかれ」『日本医事新報』第二五四一号では、

医師としての最後の叫び、人間は健康で幸福に生きるように造られているのに、マクロな生活の法則に無関心なために、その報いを受けている。

②「山寺の晩鐘」（七十八歳）

昭和五十年「山寺の晩鐘」『日本医事新報』第二六四六号では、

ここまでの人生、終着駅に近くなってきた。残念、医学界よ目を覚ませ。

世の中は刻々に変化して、ミクロの世界にのめりこんでいる医学界、総合的指導原理を考える時代が来ている。

今までの医療常識が、局所に拘泥し、複数の関連条件を忘れた低次元のものであることへの、反省なき驕慢に対する反抗のノロシは次々と出て来た。

『誤れる現代医学』『病気を直すものは誰か』著者、橋本行則氏、最近、操体法の歪逆転法を認めて、北里研東洋医学総合研究所部長の間中喜雄氏が活発な動きを開始されている。

人間悲願の達成をお願いして、次世代にバトンタッチを考え、山寺の晩鐘童話を思い浮かべて、般若心経を行じながら涙ぐむ心境になってきている。

③ 日本医師会武見太郎会長への意見（七十九歳）

昭和五十一年、日本医師会長への書簡　報告とお願い（一部抜粋）

会長先生のご指揮下にある、日本医師会の下からの盛り上がりを忍耐をもってお待ちの故かと存じますが、起爆要件を秘しておられます。言うならば、画竜して点睛を抑えておられます。

愚老としては待ち遠しく、余命いくばくもない時点で、歯ぎしりする思いにせまられます。なぜ、主体基礎構造の持つ可能性を急ぎ開障せよと、大号令を発して下さらないのですか。

仙台市医師会有志たちにより、愚老が引っ張り出され、正式に市民講座を開催しております。健康都市を宣言している仙台市の広報課が、マスコミに対して、医師会の活動を報告、連絡したところ、在仙のマスコミが一斉に報道し始めました。ＮＨＫが東北地区に五月二日放映し、反響が高く七月に全国放映となり大反響となりました。

岩手県遠野市では、橋本行則先生が講演「自分の健康は自ら守る」指導を二年間も継続されています。

日本医師会武見会長の医療資源技術開発の図に「臨床物理学」の一枠を加えて下さい。お願いはたぶんこれが最後でしょう。ご報告はできるかぎりいたします。

返答はまったくなかった。「残念、武見会長も理解していない」と日記に記している。

■爆発的な人生の変化

昭和二十五年（五十三歳）の時より二十六年間、真剣に現代医学の盲点に立ち向かって、各方面に幸福な健康社会建設の具体策を信念を持って提案してきたが、医学界からは何の反応もなく、昭和四十八年（七十六歳）頃より悩みは深くなり、人生の終着駅に近くなったと思い返していた時、昭和五十一年（七十九歳）に「爆発的な人生の変化」天の恵みが降ってわいた。

喜寿（七十歳）頃は悩みの最中、傘寿（八十歳）で最高の人生を迎えることができた。医学界から何の反応がなくても民間から父敬三の考え方が承認されたのである。

昭和四十九年七月九日に、岩手県衣川町よりマイクロバスで十八名、橋本行則先生、間中喜雄先生御一行が来仙された。父敬三は「心に強烈な光が輝いた。信頼する戦友、私の考えを理解できる息子のような人が来てくれた」と日記に記されている。

また「仙台市医師会有志会の、伊藤宏一先生たちが仙台市役所広報課と共に（健康都市宣言）活動にご尽力されたことに感謝している」とある。

八十歳傘寿を迎え、生き返ったように輝き元気に第二の医師人生を再出発したのである。

心ある皆様が父・敬三を助けてくださったこと、息子として誠に感謝する次第である。

おんころやは最高の幸福者（一）

昭和五十年八月三十日、橋本行則先生から電話があった。「新潟医大第一内科の須永隆夫先生を紹介するので明日訪問したい」とのことであった。翌三十一日朝九時に二人はお見えになった。

行則先生と静岡の病院でともに勤務していた時期があり、今は新潟医大第一内科に入局しているという須永隆夫先生である。新潟医専を大正十年に卒業して生理学教室に在籍し、医学の道を歩き出し、五十四年を経過した今、新潟医大を卒業した後輩に図らずも出会ったのである。まったく驚きであった。この日より、橋本行則先生、須永隆夫先生と三人のきずなが確立したのであった。

十一月二日、須永先生がお見えになるとの連絡があったので非常に楽しみにしていた。待ち遠しい思いで、朝七時には診療室の火鉢に火を燈した。十時に来訪。新潟名物のいろいろの土産をいただいた。中でもササ餅は大好物、有難くいただく。須永先生から「来春新潟医大で呼んで講演会の計画を立てている」と打診された。実現すれば最高の喜びである。

昭和五十二年三月十三日午後、須永先生再び来訪。新潟の土産のちまきを沢山いただいた。翌日午後一時から、仙台市医師会館で勉強会が開かれた。連動、矯正、実演交えての研究会は盛大だった。医師会の理事伊藤宏一先生が司会を務め、宮城教育大学川上吉昭教授その他多数出席くださった。余が患者二名に実演。スライド八ミリフィルムなどを使って説明した。須永先生から「四月十七日橋本敬三先生をお呼びして新潟医大で講演会を開催する」ことが発表された。

四月十七日、仙台駅を七時二十分に出発し、新潟には十二時三十分に着いた。須永先生が迎えに来てくれた。電力ビル向かい側の純日本風高級旅館緑水園で一休みしてから医大に向かう。元の運動場には歯学部ができていた。昔からある坂を廻り正門に向かう。赤レンガ塀のみが昔のままで、旧建物は全部なし。生理学教室などがある三階へ行き新島教授、小林教授を訪問、あいさつをした。

二時三十分より講堂にて「現代医学が置き忘れた基礎構造の歪み —— 東洋医学研究」と題し講演。新島小林両教授、麻酔科下條教授、整形医局員多数、その他市内開業医、またどのように連絡したのか五十五年前の同窓生渡辺・油屋・布施の諸兄も出席してくれた。実演では、新島教授も診察台に乗って実技を受けてくださった。質疑応答を含めて五時三十分まで、夢気分であった。

古巣の新潟医大で実現できたのは、須永先生のお蔭である。一生忘れることのできないことであった。須永先生に深く感謝感謝。

――おんころや日記より――

四月十七日の日記は千字以上であった。

最後の文章は「十二時ネル夢ウツツ熟睡の感ナシ。小便二回オキル」だった。興奮の冷めやらない様子が窺える。

振り返れば昭和五十一年（一九七六年）、おんころや七十九歳の時が、大きな転換期、正に「天恵満喫」の時であった。

一月十九日仙台市役所広報誌に操体法発表。仙台市医師会理事・伊藤宏一先生の動き、在仙テレビ局各誌操体法報道、三月八日NHK東北六県ローカル放映「温古堂操体法探訪記」。四月十七日古巣新潟医大で講演会、七月十七日NHK全国放映。七月二十四日東京オークラの会。翌昭和五十二年（八十歳傘寿）には、各マスコミが操体法に注目し始め、紙面に発表された。

医学界では、あまり反応がなかったのに、マスコミ界では大きな反応が湧き出したのである。温古堂の業務は一変、毎日問い合わせや雑誌社からの原稿依頼、対談依頼などが来て、多忙きわまる大変なことになってしまった。

全国から講演依頼が来て、八十八歳米寿の祝いになるまで全国漫遊の旅をする事になった。温古堂診療室は来客多忙となり、困ったことになったが、これも神の助けなのか、ＮＨＫテレビ全国放映を見て、各地からおんころやを慕い、頼もしい青年たちが集まって来た。

昭和五十一年十月十六日、大阪市から北田洋三さんが操体法の実習見習いとして来仙した。敬三の長男・橋本信と東北大学医学部第二外科で同僚であった、水戸市民病院長・渡辺晃先生の紹介だった。半年の間、温古堂にて真剣に研修され、大阪に帰った。離仙の際、彼は涙を流しおんころやと固い握手をした。日記には「善哉青春の光」と書かれている。その後も大阪で橋本行則先生の指導を受け、立派な治療師になって活躍されている。

九州宮崎市から来た青年もいた。四月から仙台の赤門学志院に入学し昭和五十六年六月までの五年二ヵ月仙台にとどまり温古堂で活躍された今村時雄さんである。

今村先生は、昭和五十四年三月に赤門を卒業され、温古堂診療室の先生として勤務された。従業員の宮崎裕子さんと共に温古堂先生を助け頑張っていただいた。今村先生のお蔭で温古堂の業績が向上し、すべての人々から信頼される診療室になった。おんころやの日記には「大満足」と常に書いてある。後日、後藤健吾さんも加わり、チームワークは最高。おんころやは感激感謝の毎日で、温古堂の最盛期時代であった。

おんころやは今村先生に自分の後継者として温古堂の今後をまかせたいと考えた時があった。昭和五十六年三月二十九日の日記に書いてある。しかし、四月九日今村先生が宮崎の実家と連絡の結果、どうしても帰郷せねばならない事情ができたとのこと。人事は諦めざるをえないこととなった。「残念。余もイロイロ考ヘタ」「六月四日余ハ今村サンに余の遺言状を見せる。他人としては唯一人。六月八日朝八時三十分駅に向かう。四番線より今村さん親子出発見送る」「前日夕方ワカレノ挨拶シタ。余は自己の価値ハミトメヌノデ消耗シテ来る感ナレド、道（タオ）証明ノ責任ハ残ル、余生ニ精進セネバナラヌ」と日記に書いてある。

東京からは鹿島田忠史さんが来た。青年は横浜国立大学工学部建築科卒業、建築士免許を取得したが適性がないことに気づき医療の世界に転身した。温古堂診療室に一年間研修に来た。そしてなんと、操体法をさらに生かすべく東邦大学医学部に入学して医師免許を取得した。現在は、自由診療のみの開業医として活躍されている。

当時東北大学文学部に通っていた加藤平八郎さんは、おんころやが大正四年に卒業した福島県会津中学校の五十八年あとの後輩。おんころやを大先輩と思い毎日温古堂に来ていた青年であった。医療には関係ない暮らしをしていながらも、考え方に大いに影響を受けた。あれから四十年の現在も、操体法研究会の運営をお手伝いくださっている。

おんころやは多くの人々に愛され信頼された幸福者です。

天恵満喫

おんころや人生の中で最も話題になった、NHKのテレビ番組全国放映〈昭和五十一年〈七十九歳〉〉について記してみたいと思う。

昭和五十一年一月、仙台市役所（島野武市長：当時）広報課の堀籠課長は、仙台市の広報誌に健康問題をとりあげている。内容は仙台市医師会で健康法に関する研究会が発足して、活動しているということ。ならびに歪み学説の紹介である。この広報によって操体研究会の記事を知った在仙の各放送テレビ局や新聞社などが、にわかに動き出した。一月二十二日から三十一日までの一週間、東北放送、仙台放送、宮城テレビ、河北新報、週刊仙台が一斉に温古堂に押し寄せて来て、報道や放映が連続でなされた。

二月五日、NHKの千代木信一氏が温古堂に取材に訪れた。十二日再度打ち合わせに来られ、東北六県版の番組制作を考えていると伝えられた。十八日から二十七日まで十日間、毎日四名のスタッフと三名のカメラクルーが温古堂のすべてを取材したのである。二十八日より編集に入り、三月八日に『温古堂探訪記』として放映された。取材クルーとして千代木・浜谷・

井上・尾形各氏の名前が日記に記されている。

三月八日の放映以来、温古堂の業務が一変。電話、来客、東北六県からの患者の申し込みと、天と地の変わり様となってしまった。NHK仙台にも沢山の電話が入り多忙であったと、取材にあたった浜谷氏らから連絡が入った。

NHKは大反響に驚き、NHK本部より全国向けドキュメンタリー番組制作の指示が出たと報告に来られた。六月一日より一ヵ月間、取材班も増員され、徹底的に橋本敬三の姿を追及することになった。おんころやは、「困った事だ、私情にあらず大自然の恵みを皆が受けられれば良い、天恵の展開に胸ふくらむ。成果、如何にと思う『天恵満喫』」と日記に書いている。

NHKは二月五日より五ヵ月間、温古堂診療室と体調不良の患者、家族にも取材して治療結果を調べた。橋本敬三の医業に対する理念、生を受けた人々が健康な生活ができる肉体を保持する責任、教育、指導に深く追求したドキュメンタリー番組制作に全力投球をしたのである。

七月十六日、明晩の予告として突然、温古堂の風景、煙草をふかしてあくびしているおんころやの顔が大きく放映された。皆びっくり、何たる予告なのかと呆然とした。

十七日、待ちに待った五ヵ月間の大ドラマ放映が終わったときの日記には、「医界にせまる迫力なし、一般民衆向きと感じた」と書いている。

「家内は私の歩んだ研究の内容には理解を示さなかったし、私も弁解もしなかったが、やりたい放題私にやらせてくれた。ＮＨＫの再放映は、テレビにかじりついて見ていた。『これでお父さんも一人前になったね』と言った。妻の気持ちがうれしかった。彼女の望んだ現代医学の大先生、大病院長にもなれなかった私を、初めて理解してくれた」とも記している。

十八日からは、大反響で大フィーバー。ＮＨＫの目的は治療最優先、専門医業化時代に、家庭医、健康保持を考えている町医者がいることとの紹介であった。現代の赤ひげ先生的な人格豊かな姿を世の人々に紹介し、大衆に理解してもらったことは大成功であった。

「温古堂操体法おんころや」日本中より連絡の電話で大忙し。

おんころやは最高の幸福者（二）

ＮＨＫ放映を見たという現代医学では治療の出来ない難病の人々、また健康で元気で幸せな生活を求めている人々から、毎日のように連絡が来た。特に子供の難病でお困りの方々が、ご両親共々来仙され泊まり込み通院されたのには驚きであった。現代医学だけでは治療の出来ない難病の人々が、いかに困っているかを知らされた。

現役の医師・治療師の方々も、大勢温古堂治療室に来訪された。「テレビを見て健康の真理に興味を持った」という青年も多数来訪し、温古堂治療室に数ヵ月も滞在していた。おんころやはすべての見学者に内容ポイントを真剣に説明するも、皆の意見を尊重した。「ウソかホントか試してみろ。野次馬根性が大切なんだ」と伝えていた。

おんころやが、仙台市役所の健康都市宣言に参与すると同時に、各地方自治体が動いた。岩手県は橋本行則先生を中心に操体の会のメンバーが熱心に行動を開始した。遠野市、衣川町、花泉町、胆沢町などでは、役場を中心に保健所保健婦さんたちの活発な動きが始まった。

昭和五十二年八月二十三日には、遠野市公民館で市長出席のもと、二日間の講義、実技を実施した。岩手テレビの協力でテレビ放映もされた。

東北六県各地の保健所・保健婦さんの依頼を受けて、操体法の講義実技指導を行うことが多くなり、温古堂治療室にも大勢の保健婦さんが見学来訪された。

遠方の沖縄県からも保健婦さんが何回となくおいでになった。

■おんころやの余生

八十歳（傘寿）になって、まったく楽しい人生となってしまった。医師として五十五年間、真剣に体の健康に取り組んできても、医学界からは理解されなかったが、突然世の中の人々におんころやの信念が通じた。
天から傘寿のほうびなのか天恵満喫の気持ちであった。（日記より）
妻の千代からは、医者として理解されなかった人生であったが、千代が死亡する寸前（八月九日没）にＮＨＫのテレビを観て「お父さんも一人前の医者になったね」と言われ、理解してもらえた。（日記より）
八十歳になって温古堂診療室はいちどに大繁盛。手助けをしてくれる立派な青年も集まった。全国から講習会の依頼も来て、沖縄から北海道まで諸国漫遊となってしまった。特に各地の保健婦さん達の勉強会にお呼びを受けて参加したことは、非常の喜びであった。女性軍が真剣に「健康増進」運動に協力している。

昭和五十六年八十四歳の時、名古屋市の樋田和彦先生のご依頼で講演会に出演することになった。テーマは「自然と医学」。講師は医師で国会議員の高木健太郎先生、熊本県の養生園長の竹熊宜孝先生とおんころや。司会者はNHK放送局第一ラジオチーフディレクター金光寿郎氏（全国放送毎週番組「人生読本」担当者）だった。参加者は千三百名と大盛況。司会の金光氏が「温古堂、橋本敬三先生」と呼び出し、壇上に上がったおんころやの第一声は、「日本のお母さん‼　日本と子どもたちのこと、よろしくお願いします。終わり」と大声で叫んだ。司会者ならびに世話役の人々は大いに戸惑った。会場の人々も驚いたが、少々時間を置いて、日本の子どもたちの健康と子どもの教育の現状などを説明し、「母親の力は何物にもかなわない。教育は母親の心が子どもに一番である。お母さん、日本を立て直してください。お母さんの力が一番大切なのです」と力説した。ご婦人たちは大喜び。温古堂の人気は最高潮であった。

おんころやの余生はどこへ行ってもご婦人たち女性軍に大人気であった。残念ながら、男性の力は降下するばかり、困ったことだ。日本の将来を考えると子どもたちの体力も学力も直下しつつある。「教育は心なくして子どもたちに通じない」と常に口癖のように話していた。おんころやが心配していた時から、現状三十五年が経過した。現在の状況は、おんころやの心配通りになってしまっている。

日本の医療、社会保障、国民全体の医療費を比較しても、おんころやの予想が的中している。昭和五十一年八十歳時点の国民医療費が六兆四千八百億円、昭和六十年八十八歳の時点で十六兆百六十億円。おんころやは「日本の医療行政は将来破壊するような気がして心配」と言っていた。平成二十五年の厚生労働白書の国民全体の医療費は四十兆六百十億円とに二〇一五年十月八日の読売新聞で報道された。おんころやの予想通り、三十七年間で六・一八倍になってしまった。日本国民は何と考えているか？

日本の医療行政は心配だ。

■健康増進に向けての動き

昭和四十三年七月二十七日、「健康輸出」『日本医事新報』二三〇九号に投稿。

昭和四十五年初頭、日本医師会雑誌六十三巻一号論説と話題欄に「疾病と健康とのあいだで」なる問題提起の論説が出た。日本医師会は武見会長を先頭に健康社会建設構想を進め、健康教育に努力を傾けていた。

「健康の基礎理念の理解が必要。健康とは個体の生命エネルギー収支のバランスが取れていて環境に適応する状態が重要である。曖昧な考えで健康増進は不可能なのだ」としていた。

昭和四十六年、国際シンポジウムで「生命の挑戦」が提案された時に、おんころやは「健康の増進の理論」と題した私見論文を、全国の医師会関係者に配布した。武見日本医師会長と東北大医学部内科・中村教授からは丁重な謝辞と激励をいただいたが、その他からは全く反応がなかった。

昭和四十六年十一月二十五日静岡県医師会館で行われた武見会長の特別講演で、健康増進に関する重要発言があったが、日本医師会が武見会長の指示を受けていかなる行動をしたか、結果はどうなっているのか疑問である。

■立案と実行

医師会の行動は残念に思う。ではそれ以後の、国の対策はどのように行われてきたのか。

平成十二年の厚生労働白書に「心身ともに健やかな生活を支える取り組み」と題して「健康日本21」が提案されている。

それに向け、翌年十一月に政府与党社会保障改革協議会において「健康寿命延伸生活質の向上を実現するための健康づくり」を積極的に推進する法的基礎を整備すると論じている。

二十一世紀の重要課題、健康増進の大スローガンを立案したのはよいが、その結果はどうなっているのか。平成十七年の白書にその経過を探る資料（＊）を見ても、厚生省並びに日本政府は立策のみで実行が不充分である

＊資料　市町村健康増進計画案策定状況（平成17年厚生労働白書より）

	全市町村3123中	策定済1222	39.1％
〈都道府県別〉			
1位	青森県 市町村67中	済64	95.5％
2位	岩手県		77.6％
3位	静岡県		73.9％
4位	奈良県		70.2％

60％台は宮城県、山形県、愛知県、鳥取県、島根県、大分県

と感じる。

平成二十七年三月八日付サンケイ新聞主張欄記事（抜粋文）

「健康作りの一歩としたい――」

何によりも健康でいられるのは国民一人一人にとって幸せなことだ。健康作りも医療に対する意識改革も、バランスのとれた行動が必要である。無理なく取り組めるところから実行していく事が大切である。

おんころやが臨床医師として、昭和元年から昭和六十年八十八歳の米寿を迎えるまでの六十年間、医師の責任として健康社会建設に全力投入してきたことを、息子として誇りに思う。おんころやは天国で現状をみているだろう。「まだまだ基礎理念が不足しているから、一般紙サンケイ新聞に指摘されているようだ。目を覚まして頑張ってもらいたい」と思っているのではないだろうか。

■健康教育

昭和二年、三十歳の時、函館病院長・雨見博士のお声掛けで函館市役所の学校衛生専任技師として市教育課に二年間配属された。毎日各校を順に廻り衛生講話、健康指導調査をし、改善立案をした。文部省担当「学校衛生」誌に種々の調査改善策について投稿をした。

教育熱心で児童に真剣に立ち向かっている桜田校長先生と意気が合って、児童たちに真心をこめて健康の基本・体の大切を指導した。児童たちは家庭に帰ってからも親と共に健康に関する話し合いを実行したとのことであった。

教育で最も大切なのは、「事を成すにあたって大切なのは力にあらずして心である」を会得させられた。

今日現在の学校教育で体力知力が低下していると報道される。誠に残念である。

全国小学校六年生の学力テストが毎年実施されているが、全体的に知力が低下している中で、全国小学六年生学力テストで連続日本一の小学校の教育方針が平成二十六年にＮＨＫテレビで放映された。

秋田県東成瀬村、人口二千七百二十八名（平成二十六年八月現在）東成瀬小学校全児童

百十四名（平成二十六年十月現在）である。教育方針のすばらしさは生徒全員の顔が輝いているることからわかった。全国から他校の教育者が月間二百名くらい見学に来ているとのこと。村役場の教育委員長・後藤さんに電話をして話をさせてもらった。「教育は心なり」、おんころやと同じ答えであった。

何事も心であろう。日本の将来を真剣に考えた場合、すべて心なくして結果が出ない。厚生労働省、文部省、地方自治体の教育委員会、すべての教育者が真剣になって、本気で頑張ってもらいたいと、切に願う。

「おんころや」と日本医師会・武見太郎会長の間柄

―「現代医学への提案」武見先生に迫る迫力

「あるべき医療の姿」というものを医学会へ発信する中での、武見太郎医師会長とのやりとりについて書きたいと思う。

日本医師会長を二十五年務めた武見太郎先生は、単に臨床医学だけでなく、公衆衛生学や国民の健康教育など広範囲にわたる学問を守るために、社会的使命をもった団体を率いるべく活動してきた方である。おんころやは意見の発表実現のために、武見先生を頼りにしていた。おんころやと武見先生の医学の道の歩み方は、非常に共通するところがある。

おんころやは明治三十年生まれ、武見先生は明治三十七年生まれである。おんころやは二十九歳の時、東北大医学部生理学教室を飛び出して臨床医となったが、武見先生も二十九歳の時、慶応大学医学部教授の医局を飛び出して、農林省の診療所でアルバイトをされていた。独立して開業医となったのは、武見先生三十五歳の時（昭和十四年）、東京銀座で開業医となった。昭和二十一年首相となった吉田茂氏を伯父に持つ先生は、吉田氏の組閣の手伝いをすることで、ご自身も行政とかかわるようになっていった。

おんころやは三十六歳の時（昭和八年）、函館で開業医として臨床治療の道に進んでいる。のちに日中戦争、第二次世界大戦に応召され、戦地で軍医として勤めるが、医業のみではなく兵隊の食事管理や参謀としての働きなど、多面にわたり活躍したようだ。その約十一年間、落ち着いて医業の道を歩めない空間期間が出来てしまったが、武見先生は着実に医業の道を歩まれ、日本医師会の重鎮となられていた。

おんころやにとって、武見先生の存在はまことに特別なものであった。直接の手紙のやりとりもあったが、おんころやが先手先手と武見先生の考えや行動に対して、『日本医事新報』にお願いの形で投稿し、そしてそれに応えるように武見先生の体制づくりは進んでいたように思う。

○昭和二十五年

おんころや　五十三歳

終戦後の空白より立ち上がり、医業に進む。宮城県医師会員へ復帰する。
武見先生　四十六歳
日本医師会副会長に就任。

○昭和三十一年
おんころや　六十歳
「異常感覚と運動系の歪み」『日本医事新報』第一七四五号を投稿、健康の基本に関する提案をする。
「期待して勝利の日来ること、百パーセントの戦略祈りつつ」（日記より）
七年間、現代医学界に健康増進に関する提案・論文を投稿するも、全く反応がなかった。
「医学界目をさませ、残念でたまらない。日本医師会武見会長に期待する。がんばってもらいたい」（日記より）
武見先生　五十三歳
日本医師会会長就任。

○昭和三十五年

おんころや　六十三歳

「武見内閣の青写真に期待しつつ」『日本医事新報』第一八七五号の投稿について、

四月一日に日医役員の改選が行われた。武見内閣は「在任期間中に医療制度の理想的形態の青写真を発表する」と公表した。そのために財界の権威者を集めて科学的な医療体系はかくあるべしという青写真を早く見たいものだと思う。その内容を我々末端まで知らしめてもらいたい。会員の一員としての希望を述べて、耳を傾けて聞いてもらいたい。細かい面倒なことより大事な一つの要をぬかしては何にもならない。武見内閣はこの一事を深く銘記していただきたい。

「若い世代に心身共に健康になる教育医学の重要性を熱望する」（日記より）

○昭和三十九年　東京オリンピック開催

おんころや　六十七歳

『医道の日本』誌に「医療ということ」を投稿。

武見会長　六十歳

指示提案を発表。包括的総合医学の確立。物理学者哲学者も加え、もう一度医学教育を

検討する必要性を論じている。

○昭和四十三年

武見会長　六十四歳

会長みずから先頭に立って「健康社会建設」構想を進め出した。

おんころや　七十一歳

「健康輸出」『日本医事新報』第二三〇九号に投稿。

①受益者は国民各自である。個人の受け入れ態勢を整備せよ。

②健康教育、健康の基礎理念の充実

③ＷＨＯが期待する健康を同胞国民に対し責任を果たすべし。

④健康輸出は日本がなしうる二十一世紀の貢献とすべし。

日記には武見会長は世界医師会長になってもらいたいと書いてある。

○昭和四十五年

武見会長　六十六歳

日本医師会雑誌六十三巻、〈論説と話題〉欄に記載で「疾患と健康とのあいだで」の問題提起の論説が発表された。

おんころや　七十三歳

日医誌の論説に対応して、「運動系の歪みと異常感覚」『日本医事新報』第二〇〇四号、「微症状」『日本医事新報』第二四一五号の解説を投稿した。

武見会長より「創造的調和」の考え方を具体化していると激励を受けた。だが医学界の学者、お歴々方からは全く関心反応なしであった。

「健康社会の建設、二十一世紀の最適社会にわが日本医学界がリーダーシップをとってくださることを願うのみである。一条の光明が暗雲を貫いてひらめいてきた様に思うと、私は心から嬉しい」（日記より）

○昭和四十六年

おんころや　七十四歳

国際シンポジウム「生命の挑戦」に関して、私見の論文「健康増進の論理」を各医師会関係者に送配した。武見会長から丁寧な謝辞と激励をいただいた。

武見会長　六十七歳

武見会長は日医誌の編集長に、「編集局で検討せよ」との指示をした。この年度、日本医師会は保険医総辞退、医療の官僚支配を排除、医療の自由を確保を目的に、修復医療から地域医療の導入要求等々、大変な医療行政の改善闘争があり多忙であった。

十一月二十五日静岡医師会館の、新築記念特別講演で「『日本医師会の終局の目的』は、健康増進である。生命体は自然環境に適応する新しい生態学を探究して、医学・医療の体勢を哲学と論理に基礎づけなければならない」と、甚だ重要な発言をされた。

「武見会長は本気である。しかし、何ぼスーパーマンの武見会長がレールを敷いても、その上を走る機関車の車輪が空転しているのでは、どうにもならない。目をさませ」（日記より）

〇昭和四十八年

おんころや　七十六歳

「マクロの世界」『日本医事新報』第二五七〇号に投稿。

元来学者の尊敬される分野は、ミクロの世界。メカニズムの解明も必須だが雑多なミクロの知識の寄せ集めでは、生命の健康増進とはならない。大事なマクロの世界を度忘れしている。人間は健康で幸福に生きるように造られているのに、マクロな生活の法則に無関心なために、その報いを受けているのだと思う。

武見会長　六十九歳

日本医師会内でかねてから武見会長の構想のもとで練られていた、ライフサイエンスの解説がラジオで放送された。日本医学総会で細分化の医学を統合し論理性を高めたいと論議されているが、この放送はこれに応える建設の地鎮祭のようなものであった。現代医学の再検討である。

○昭和四十九年
おんころや　七十七歳
おんころやの考え方「総合的調和」創建の考え方を具体化した論調に、武見会長より「大変喜んだ」とお便りをいただいき、激励された。
「日本医師会が世界医師会のプロモーターとなり先見的指導態勢を構築してもらいたい」
（日記より）
武見会長　七十歳
日本医師会長十期目就任。

○昭和五十年
武見会長　七十一歳
十月六日、世界医師会会長就任。
十一月三日、民間人最高の勲章である勲一等旭日大綬賞授与される。
おんころや　七十八歳

武見先生にお祝いの書状をお出ししたら、先生から礼状をいただいた。

○昭和五十一年

おんころや　七十九歳

日本医師会長への書簡「報告とお願い」。

昭和五十一年度において会長先生のご精進により、日本医師会および世界医師会が受けました数々の恩恵に、末端の一員としても深甚の感謝と信頼と敬意を表し奉ります。会長ご発言の記事は、会の内外を問わず、できるかぎり漏らさず拝読するよう努めました。会長先生の御指揮下にある日本医師会の軍容、長年の御積み上げにより、一通り完璧に近づき作戦のメドもついたように拝察いたします。

しかしながら、ご自身ご存知のはず、会員下からの盛り上がりを忍耐をもってお待ちのゆえか、言うならば画竜して点睛を抑えておられます。愚老としては待ち遠しく、余命いくばくもない時点で歯ぎしりする思いにせまられます。お願いは多分これが最後になります。五十二年度もなにぶん宜しくお願い申し上げます。（創元社『橋本敬三論争集』

四二三頁参照要点のみ抜粋）

武見先生　七十二歳

十月二十五日付、武見太郎世界医師会会長退任。

○昭和五十七年

おんころや　八十五歳

「懺悔について」『日本医事新報』第三〇六三号。

謝々天恩懺悔々々——自分も恩恵の内にある衆生の一微分子に過ぎない。

武見会長　七十八歳

三月三十一日　日本医師会会長退任。

○昭和五十八年

武見先生　十二月二十日御逝去　享年七十九歳

『日医ニュース』号外発行、偉大な業績遺して「医療の自由」貫き通す。

おんころや　八十六歳

医師であった愚老が一番頼りにして来た人は、武見太郎医師会長であった。残念である「カワイソウ」健康の原理を知らない医学界を長年ご指導されたことに感謝します。どっしりと動きを見せない仲間の医業者。民間はすでに動いて波立ってきている。

○平成五年（一九九三年）

おんころや　一月二十二日逝去　享年九十七歳

「日本医事新報社」「仙台市の医師会」愚老の発言を許してくれたことに感謝。

社会保障制度による医療の変遷

■第一期時代 ― 昭和二十五年〜昭和六十年

武見太郎先生は、昭和二十五年日本医師会副会長時代から、昭和五十七年四月一日に引退するまで、医療制度改革にかける医療の官僚支配を排除し、自由社会における医療の自由を確保することに最大限ご尽力された。

三十二年間、「健康社会の建設」について、医学者として最大限の努力をされた事に感謝する。

おんころやが医者に向けて発信し始めたのは、昭和二十六年『日本医事新報』への投稿「ダイナミックな診療の提唱」からであった。一度はボツになった原稿を社長に直訴して掲載していただいたと記されている。「上工は未病を治す」という言は、「名医は内臓諸機関が病変をおこさぬうちに、アンバランスを調整して疾病の成立を未然に防ぐ」こととし、東洋医学的視診を加味し、ボディー全体を診ること提案している。以来二十八年間、医学会に諸問題を提案し、警鐘を発信し続けた。

昭和五十一年、武見先生に宛てた手紙には、「下からの盛り上がりを忍耐を持ってお待ちのゆえか？　何故ライフサイエンスの場においてでも『生体基礎構造のもつ可能性を急ぎ開陳せよ』と号令を発してくださらないのですか」と同胞の医学会からの反応があまりなくいらだつ気持ちが綴ってあった。

実際はどんな様子だったのだろうか。

昭和二十五年版厚生白書より平成二十五年版厚生労働白書まで、六十三年分六十三冊を図書館より借り出して、社会保障制度の格差是正、医療保障制度、家庭医療制度、種々の論点を検討してみた。

○社会保障制度と医療費の年次別報告

昭和三十年（一九五五年）度、人口八千九百三十万人・六十五歳以上四百七十五万人・国民医療費総額二千三百八十八億円だった。

それが昭和六十年（一九八五年）度には、人口一億二千三百三十万人・六十五歳以上千二百二十万人・国民医療費総額十六兆百六十億円と、三十年間で国民医療費が六十七・一倍となった。

国民が健康で文化的な生活を営む権利を有する声が湧き出るのは当然である。正しい生活習慣のもと健康に気をつけていても病気になるならば理解できるが、体調不良になればすぐに病院に走り、薬を沢山出してくれる病院が親切と思っていたのでは、大変な事である。医療行政社会保障制度改革を真剣に検討し、幸せな社会の構築をしなければならない。

昭和四十五年におんころやは、「『健康』とは全体のバランスがとれている状態であって、それはすべて営みの結果であるから、営みを法則に従わせれば健康になる。「医師」は営みの誤りを教え、歪みを復元せしめる助けをなすもの。それには、営みの法則に或る程度通じていなければならない」と医者のあるべき姿を示唆し、ミクロよりマクロを、としている。

昭和五十年度版の厚生白書では、「人口構造の急激な変化が発生してきている。少産少死型の人口転換を遂げ出生率が急激に変化し（図参照）、六十五歳以上の高齢化が進行している。

生産年齢（十五～六十四歳）の人口の負担が今後次第に重くなってくることが必然である」と記されている。それに対する対策は論じていない。

昭和五十年度版厚生白書には、「我が国の社会保障は最近ますます高まってきた。要請に反映してその規模は大きなものとなりつつあるが、とりわけ医療費保障は昭和三十六年に皆保険体制が実現し、その後も逐次給付の改善が行われ、また老人医療や難病など各種公費負担・医療制度を拡充されて、社会保障諸制度、なかでも最も充実した部門となっている。

医療費増加の主な要因として、国民皆保険とその後の医療保険給付改善、施設・設備の拡充、人口の年齢構成の高齢化による受診率

図　出生数と出生率の推移

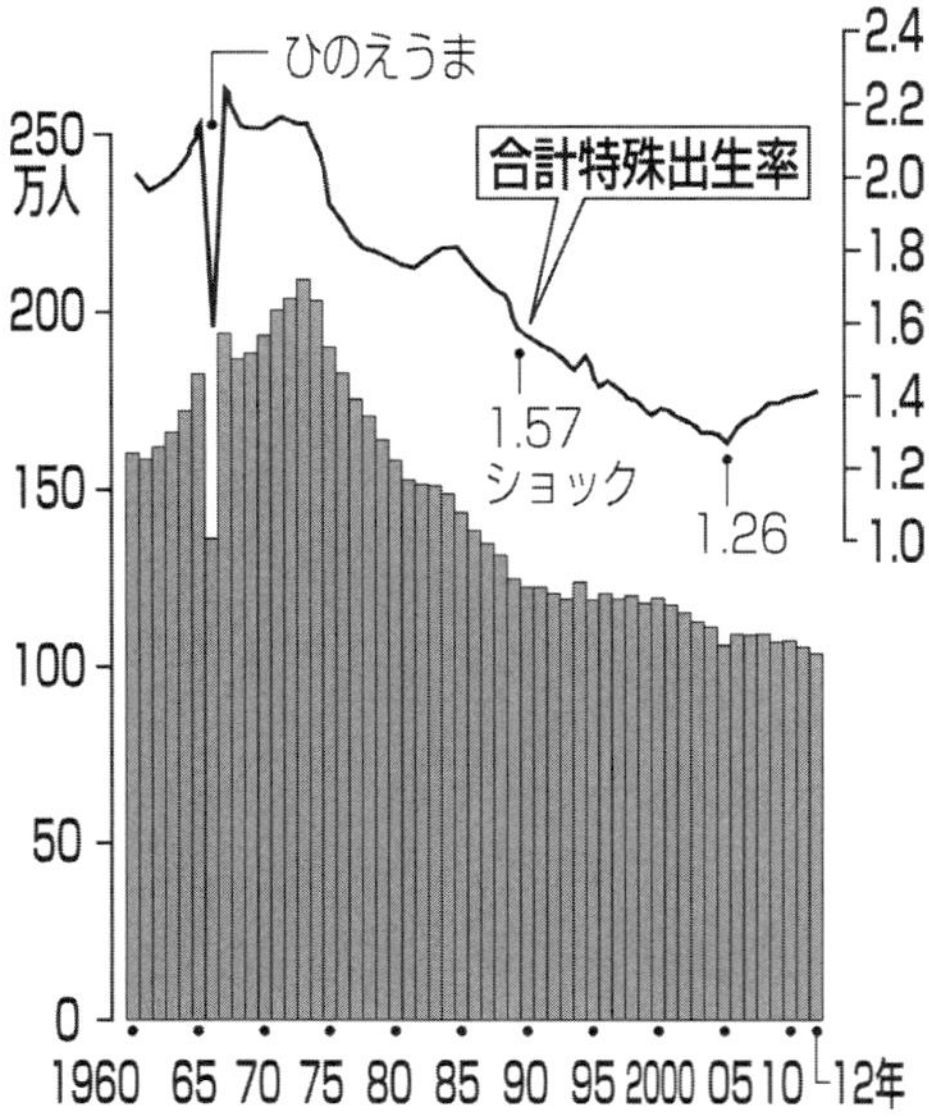

※合計特殊出生率：女性が生涯に産む子供の推定人数

の増加、医療設備の近代化などが原因となっている」との論調であり、対策案は明記されていない。

国民医療費は、国民が医師または歯科医師の治療を受け、これに対しての医療保険、公費負担、自費支払の総額で、買薬・あん摩マッサージ指圧師はり師などの治療費は除外されている、と記載されている。厚生省管轄以外の件は別途処理の考え方である。この件については後で詳しく説明する。

○昭和六十年度版厚生白書

この年は長寿社会と社会保障を重点的に論調している。日本は昭和五十九年度世界一長寿国家となり、平均寿命は世界で初めて八十歳を超えた。出生児が八十歳まで生存する可能性は、男子四十二パーセント女子六十二パーセント。人生八十年は名実ともに現実のものとなったのである。全人口の十パーセント以上が六十五歳の高齢化時代となってしまった。将来十五年後、総人口の十五パーセント以上が六十五歳以上の高齢者になると予想している。

厚生省の調査「現在の健康状態」の報告では、「健康」と答える者九十パーセント、「大いに健康」が四十二パーセント、「まあ健康」が四十八・五パーセントと記載されている。

総理府広報室による昭和六十年五月「国民生活に関する調査」によると、国民が感じている悩みや不安項目に「自分の健康」を挙げた者三十八・一パーセントが最も多く、次いで「家族の健康」が三十五・九パーセントと悩みの一・二位を占め、将来の健康に対する関心度が非常に高い結果を示している。

厚生省の調査と同時期に行われた総務省総理府の調査では、国民の健康に関する回答が異なっているのは、誠に不思議でならない。

厚生省行政は医業、医療費の膨大な増加にいかなる対策を考えているのだろうか。総務省行政は地方自治市町村の健康増進対策、保健所業務の考え方、文部科学省は小中高校の健康増進教育、各省一体となって真剣に検討しなければならない。

昭和四十六年一月の「健康社会建設の具体策を」『日本医事新報』第二四三七号に、「運動系の歪みの概念を現代医学がもたないことは致命的な欠陥であるが、これだけで健康が得られるわけのものではない。生体は環境と最小限自ら営む呼吸、身体運動、精神活動の間で、互いに相関現象を自然法則の枠の中で適応させるべく展開しているのだから、健康社会の建設をめざすならば、これらのことを究明して『健康学』を樹立しなければならない。具体策を講ずるには、生命現象の最小必須条件をまず選んで、その自然法則から研究してゆかねばならぬ」と記している。この時すでに、健康社会建設の具体策づくりの必要を日本医学会に求めていたのである。

今回厚生白書六十三冊（六十三年間分）を調べてみての私の所見は、毎年各項目を問う稀有数値のみを報告説明しているだけにしか感じられないということである。過去・現在・未来・反省調査研究、改善対策の方法ならびに改善された結果報告をすべきであると考える。

第一期時代、昭和二十五年から六十年までの三十五年間、厚生省行政、官僚と日本医師会・武見会長の交渉業績、おんころやの健康体の基本理念のさけび声、医学界の反応皆無に慚愧の心、波乱万丈の医療行政時代であった。

武見先生昭和五十八年十二月二十日御逝去、おんころや平成五年一月二十二日落命。御両名、天国で日本の「健康社会建設」を心配しながら見守っていらっしゃることだろう。

●第二期時代 — 平成元年〜平成二十五年

○二十一世紀に向けての医療制度改革

昭和三十年から昭和六十年までの三十年間で、国民医療費総額年次別が六十七・一倍となった。この膨大な増加額は驚きであり、二〇〇〇年以後、二十一世紀日本の医学「健康社会建設」がいかなる変遷をしていくのかが、私は大変心配になった。

第一期時代、日本医師会武見会長は厚生省行政と激論をかわしてきた。「医療とは、医師と患者の信頼関係重視。医者とは名誉ある自由人であり、官僚支配を排除し自由社会における医療の自由を確保すべきである」と押し進めてきた時代でもあった。

おんころやは、「生命現象そのものは、元々バランス現象である。疾病現象はアンバランス現象より生ずる。現代医学の考えと、医療体制は将来かならず『革命』の時期が到来する」と言っていた。

臨床医は、患者の愁訴に対して的確な診断をし、効果のある治療を行うことが求められる。我々の最大の悩みは、いかに患者本人の、満足がいく対処ができるかである。不健康の元は、体の歪みと心の歪み。精神状態のバランス崩壊が、うつ（鬱）やノイローゼ等不健康の引き金に成り得ると論じていた。

①国民の健康増進対策

平成十二年の厚生労働白書では、心身ともに健康な生活と、安心で質の高い効率的な医療の確保の必要性を論じている。「健康日本21」と題し、二十一世紀における国民健康づくり運動キャンペーンを、積極的に推進する法的基礎を整備するために「健康増進法」が施行された。課題は①心の健康 ②食生活栄養 ③身体活動運動 等々。各部門に亘っての生活指導を、生活習慣病の発生予防を重要な要素にして、国民の身体に関する意識を高め、日常の活動環境づくりを行う必要性を策定した。

おんころやは昭和四十六年には、「健康増進の論理として、生き方の自然法則として最少自己責任─息・食・動・想の法則」を発表している。厚生労働白書に記載されている「健康日本21」の健康増進法は、おんころやより三十年後の発表である。

②精神医療改革

精神医療に関する社会の認識は、昔と随分変わってきている。その昔、精神の異常者を扱う病院は、鉄格子がはめられていたこともある。精神を病むことは、まさに奇人扱いだった。現在の精神医療に及ぶようになったのは後の事。『精神衛生法』――精神障害者等の医療を行い、また発生の予防を務め精神的健康の保持向上を目的とするは、昭和二十五年に制定された。

昭和四十年には、精神衛生法の一部改正が行われ、患者の早期治療から、社会復帰に至る施策の充実が目的とされた。

昭和六十年厚生省統計情報部患者調査によると、「精神病入院患者は三十四万人、外来患者年間のべ一千万人」と急激な増加になっている。外来者の内、躁うつ病神経症患者が四十パーセント。激しい行動障害者（多動）、自分を傷つける、物を壊す、拒食、本人の安定した生活を続けることが困難など、うつ（ノイローゼ）患者が増加してきた。

平成二年に精神保健センターによる「こころの電話」が設置された。

社会の構造や生活文化の急速な発展変化によって、国民各層の間には、ストレスが増大し、ノイローゼ・うつ病などの精神疾患（心の病気）が増加していた。

アルコール医療相談・家庭問題・学校関係・対人関係・就労・職場問題・性に関するなど心身相談が主なものである。心の病症候群・無気力・燃え尽き・空の巣・等々の自律神経不健康の病気で悩んでいると、毎年厚生労働白書に記載されている。

平成十七年、「精神保健福祉施策の推進」として、歴史的に精神患者は、入院処置を中心として施策を講じてきた。近年になって数次にわたる精神保健福祉法の改正では、精神医療の質的向上施策の充実の必要性を指摘されている。

全省庁が共同の体制の元、計画的かつ着実な推進を図ることを目的として、厚生労働省の大臣を本部長とする「精神保健福祉対策本部」が設置された。基本対策は「入院医療中心から地域生活中心へ」と「障害者自立支援法」が制定された。また「心身喪失者等医療観察法」も成立等々。

果たして行政官僚は「心の病」を理解して実行しているのだろうか。心の病・心神喪失等対策を本気で全国民が受け止めているだろうか？

もしおんころやが存命であったらば「何を考えている」と、大声で叫ぶだろう。

昭和四十年度厚生白書に、精神障害者の医療方針は、一貫した施策の確立が必須。幼児からの健康教育、体力増進を基本とする総合的な施策（四十年代の道標）と明記されているが、まったく成果がでていない。昭和四十年精神障害患者百七十二万人。対策を推進しなければ大変なことになる。

四十年間何をしてきていたのか。今更「健康日本21」国民の健康づくり推進、基盤整備、全省庁一丸となって健康増進法施行しようなどとは、理論の空転ではないだろうか。平成十四年患者数は二百五十八万人になっている。

おんころやは医学界に昭和二十五年から約三十年間、心と体の関連を示唆し、心のアンバランスも、健康を害する要因になると警告を続けたが、医療行政は、真剣に研究、反省、結果を追及していたのか、疑問である。

③ 社会保障制度と医療費の年次別

昭和六十年国民医療費総額は十六兆百六十億円となり、厚生労働省は、医療行政の改革を立案した。果たして効果が発揮できたのであろうか。

左の表を見てほしい。

④今後医療行政の改革可能か？

今回前期②項で精神医療改革を書いたが「心の病」への具体的な改善策を講じなければ、社会保障制度は破壊してしまうだろう。

最近は、新聞、テレビなどでも、人間力の強化、フリーター、働く意欲のない、教育も訓練も受けていないいわゆるニートと呼ばれる若者の問題や一人暮らし高齢者の対策、認知症問題、そして統合失調症など、大々的に報道されている。

おんころやは四十年間、「体と心は一体で、健康は自らの責任において勝ち取るべきものであり、環境に適応性を得させる個人の営みの自然法則に、医学者も目をむけさせるべき。医師はこれらの自

表　年次別医療費

1990年	21兆8000億
2000年	30兆4000億
2010年	37兆3125億
2015年	40兆円台超（予想額）
2025年	60兆円台超（予想額）

※予想額は2013年6月6日付讀賣新報特別面「基礎からわかる家庭の医学」に記載された数値

然法則を習熟して、よきコンサルタントたれ」と論じていた。健康学の樹立のための、具体案づくりには、「生命現象の最少必須条件の自然法則の研究をとっかかりにすべき」と警鐘を鳴らしてきた。

やっと六十年後の現在、真の健康社会建設の具体策が少し出されてきたように感じるが、病気治しにとらわれず、医学界もマスコミも政治家官僚もすべて考え直していただきたいと私は思う。明るい将来、今が一番大切な時だ。

温古堂の記録歴（日記帳五十冊）

父・敬三が、我々子どもたちに口癖のように言っていた言葉に、「記憶は忘れることもあるが、記録は絶対に後世まで残る。大切な物である」ということがある。有言実行、父は生涯たくさんの文章を書いた。

二十代で新潟医専に入学した時には、同級生の式場隆三郎氏と仲良くなり、彼の文化活動に引きつけられてアダム社を結集し、見せたり、読んだり、聞いたりしたことを書いたりして楽しく過ごしていた。

昭和八年三十六歳で開業医となった時からは、治療の悩み、その他種々の研究などを「求学備忘録」として書き続けていた。医学界に第一投を投じるものとして投稿していた。

昭和二十三年五十一歳、ソ連抑留から帰還してから三年間は、浦島太郎と同じ気持ちでいたが、昭和二十五年五十三歳には宮城県医師会に復帰した。それから医師として八十八歳（米寿）になるまでの三十五年間、毎日日記を克明に書き遺していた。五十歳代七冊、六十歳代十八冊、七十歳代十七冊、八十歳代八冊、合計五十冊の日記である。私は二年間をかけて、すべてを読み終えた。字数五百万字以上の大記録である。その日記を元に、父の人生を思い返してみた。年次別に変化していることが、明確に表現されている。

■五十三歳から七十歳まで

この頃の日記には自己の健康体験、研究などが書いてある。毎日の生活環境、朝目覚めの体調、次に大便の状態を記号で記している。昼食後三十分間座禅をしながらメトロノームを使用して呼吸調整をすることや、昼寝をし、その後三十分散歩をすることを生活の日課にしていた。食事管理も自分でしていた。ヨガの研究、断食会などの体験記も書いてある。その他、医学界に対する提言の投稿に心を向けていた。

東洋医学の研究、ライセンス取得など波乱万丈の時代であった。

■七十一歳から七十六歳まで

日本医師会・武見会長に直訴した時代である。「健康社会建設」構想「健康輸出」を真剣に討議している。医学界を改善するために武見会長の指導力を頼ったのであった。現代医学、健康教育に関する提言、生命の論理、生活の営みが自然法則に背反することにより、運動系統が歪み、異常感覚が発生、次に機能障害、最後に器質破壊に至ることを力説していた。

■七十六歳から七十八歳まで

医学界並び日本医師会に、体の基礎構造による生理と医療に関連する提言をするも、肝心の現代医学界からの反応がまったくなく、ほとほと嫌気がさしてきた。もう提言することをやめようと決意した時期であった。

決心したとたんに間中喜雄先生の紹介で岩手県衣川の橋本行則先生が来訪され、意気投合した。仙台市役所健康都市宣言政策の参与となり、仙台市医師会有志の会伊藤宏一先生との出会いも生まれた。

「目の前に強烈な光が輝き始めた」とある。

昭和四十九年七十七歳の暮れに「山寺の晩鐘」を書いた。「『この鐘でおしまいだ』という

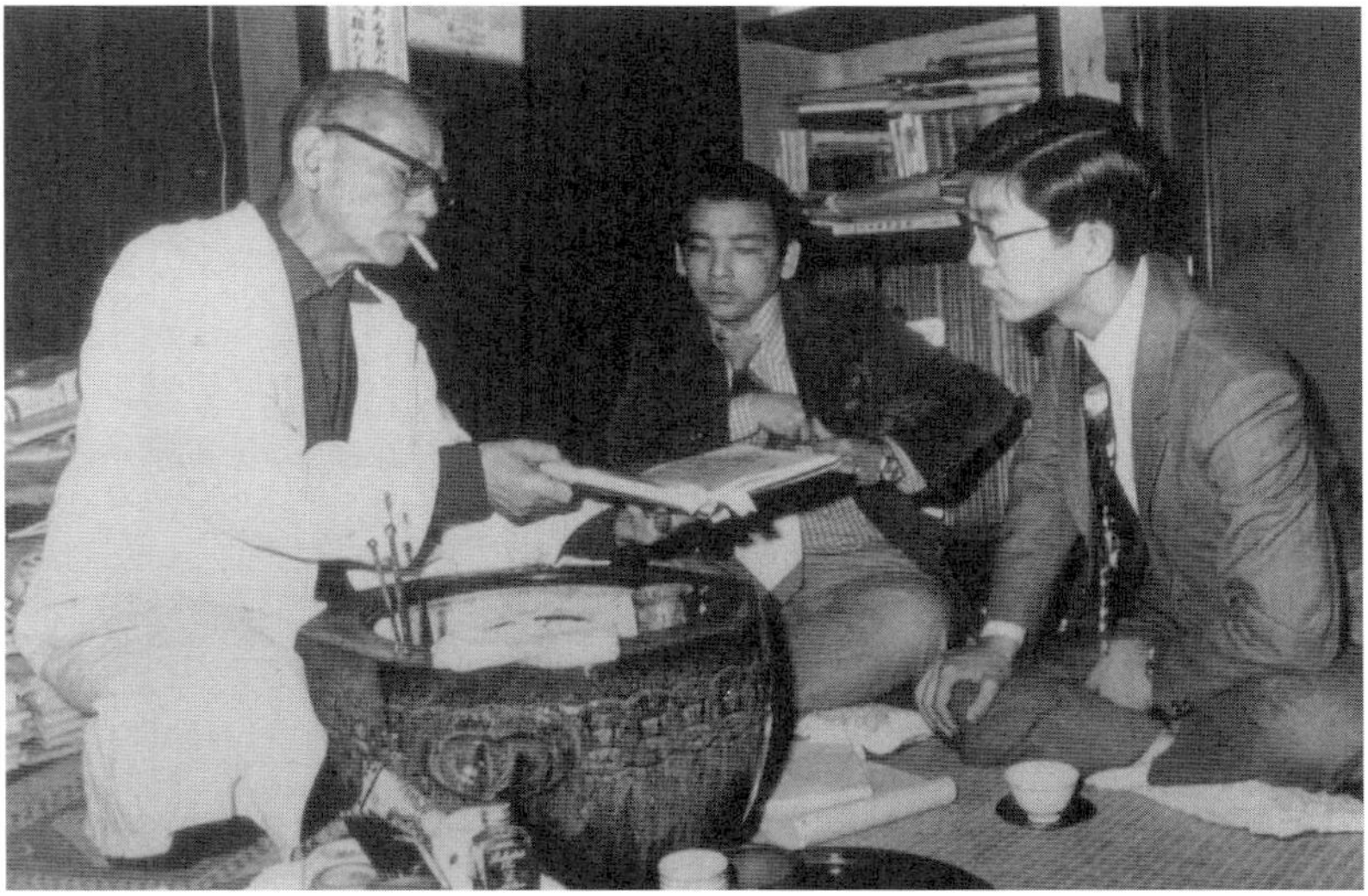

多くの人が温古堂に出入りするようになる（昭和 50 年）

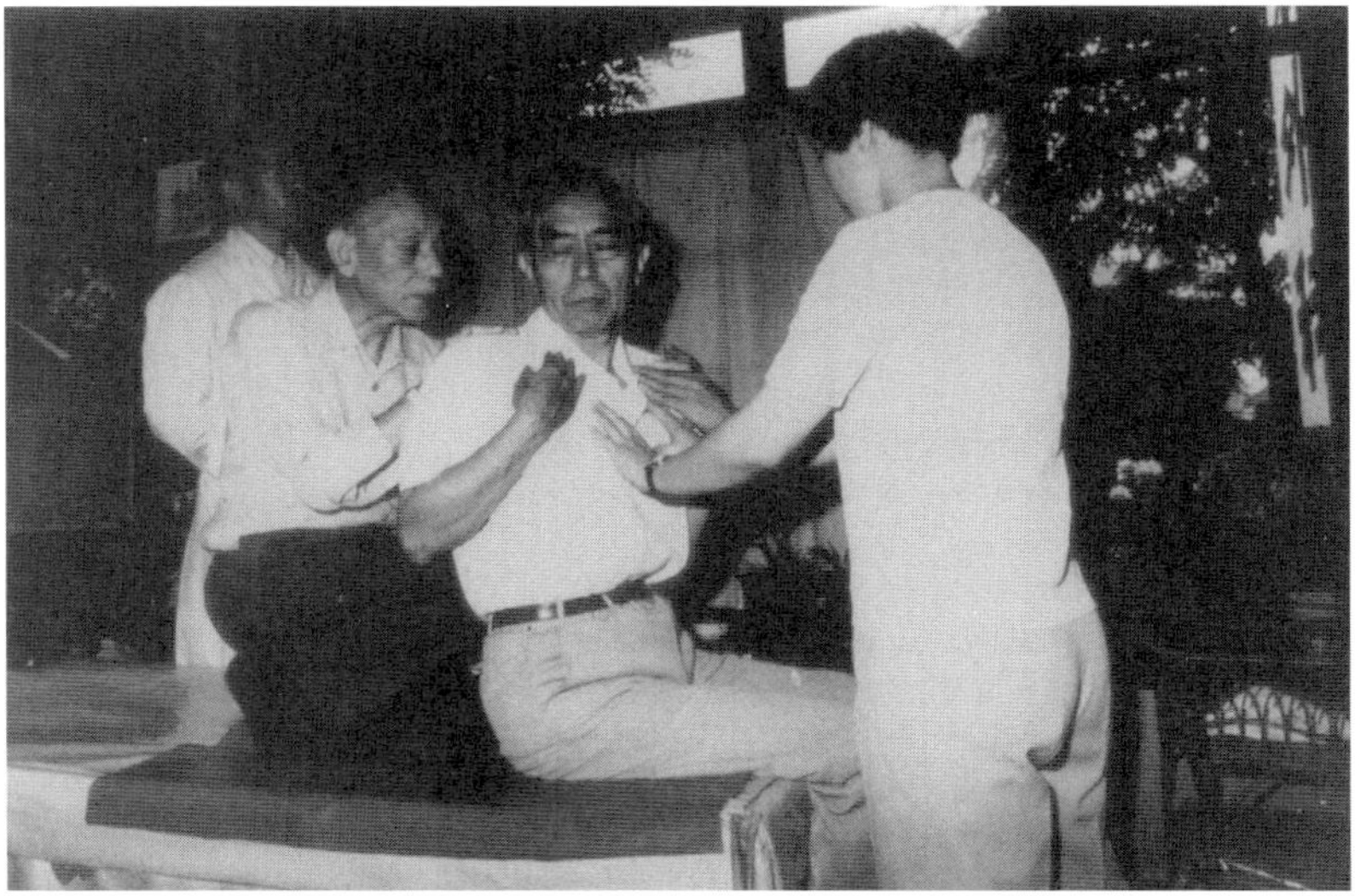

当時の施術風景（昭和 50 年）

意味の外に『家へ帰れば良い、元に戻ればいいんだ』という意味を含ませたつもりだった。おかしいものだなあ……『山寺の晩鐘』のつもりが、あっという間に『夜明けの鐘』みたいになってしまって、たちまち私は最高の幸福者となってしまった」とも書いている。

■七十九歳から八十八歳まで

仙台市役所広報誌に仙台市医師会の健康研修記事が出たことから始まり、状況が一転。世の中に注目されるようになった時代である。

マスコミが一斉に動いた。仙台のすべてのテレビ局、新聞、報道等々が動き出した。NHKで『温古堂探訪記』として東北六県に放送され、大変な反響が起きたことから全国版の放送をすることになったのは前述の通りである。

七月十七日河北新報朝刊に今夜のハイライトとして、ドキュメンタリー『温古堂診療室』が紹介された。

――仙台市橋本敬三さん、今年七十九歳の開業医、温古堂診療室の主である。西洋医学を勉強した橋本氏が、東洋医学の道を研究した。温古堂を開業して三十五年、その治療は薬も注射も使わず、体を曲げたり伸ばしたりするだけで、病を治すというものである。医学の進んだ現代、民間療法として西洋医学の医師たちから注目を集め始めている。橋本さんの、風変わりな診療と人間を紹介する。——

放映を見ておんころやは「医療界に迫る迫力なし、一般民衆向き、温古堂の夢は実現した。願わくは、人類の福祉が日の本から輝き大自然の恵みを皆が受けるように祈る」と記している。人生一番の思い出深い時であった。

前年の昭和五十年十二月三十一日の日記で、

「大晦日今年は充実感あり。眼の前に強烈な光が輝き始めた。皆々様に盛り上げられ明日の希望に充ちた。ご祖神様ありがとうございます。来年もご使命を拝順できますように」

と記していた。願い的中した昭和五十一年七十九歳の年の活躍であったのだ。

■ おんころやの執筆歴（投稿類）

おんころや傘寿八十歳を前にして、自分の仕事の区切りをつけようとした。橋本行則先生からご紹介いただいた、大阪市北区西天満にある発行所の創元社にお願いして、これまで約半世紀にわたって世に訴え主張してきた医学上の論文、随想などのすべてを整理して一冊にまとめ、論想集を出版する作業に入った。

昭和十二年四十歳で日中戦争に応召される際にまとめた医師開業以来四年間の治療記録「求学備忘録」より、約四十年間の文篇総数七十篇以上に及ぶ全文集の出版作業であった。

昭和四十八年頃、遺言のつもりで書いた三題で絶筆を決めていたのだが、昭和五十一年の第二の人生再開で、執筆も再開。最終的に、昭和五十九年八十七歳の執筆まで、文篇十年間追加で八十篇以上となった。

敬三傘寿の時にお願いしたこの仕事、米寿も過ぎて九十歳の時に『「生体の歪みを正す」橋本敬三論想集』（創元社発行）が完成した。創元社編集顧問・保坂富士夫氏、そして橋本行則先生ならびに須永隆夫先生には、大変ご尽力いただいた。

■おんころやの出版物

昭和五十二年農山漁村文化協会より刊行された『万病を治せる妙療法』と題する単行本に関する記載は、予定ページ数の関係で論想集から除いてある。社団法人農山漁村文化協会からは、多数の単行本を出版していただいた。その他柏樹社から宮城教育大学・川上吉昭教授編 橋本敬三監修『操体法写真解説集』他、皆々様のご支援で多数の出版物が残ったことを、感謝申し上げる。

■操体法の公共性 おんころやの姿

「常にまったく飾らず、常に自然体。操体法は、我のものでない。創案者創始者でもない。自然の原理、摂理、仕組みなのだ。誰でも健康になりたい。自分の責任で気持ちの良い人生を営め。嘘か本当か自分で味わってみろ。野次馬の気持ちになれ」と日記に書いている。

後日、橋本行則先生の著書『治療法の本流を探る 病気を治す着眼点』（柏樹社発行）の一二八ページに、このように書かれていた。

「操体法の公共性（抜粋）」

操体法はいまや日本全国に広がった。敬三先生の偉さは、これをもって自らの創始にするものとされず、私（わたくし）されなかった。一時、間中喜雄博士が、橋本式経筋療法として世に紹介された。敬三先生はご自身の姓名を冠することを快（こころよし）とされなかったと思う。○○療法、○○式健康法と呼称することを阿諛（あゆ）して、あえて止めさせずにいる。一派をたて、講習会を開き技術習得資格を授与はいかがなものかと。

昭和五十八年七月九日、温古堂に向かう八十六歳にしてなお現役の臨床家たり得る。一生を通じて一筋の道が歩めることの素晴らしさ。

父敬三の姿を、このようにお書きいただき感謝にたえない。御礼申し上げる。

■操体法の公共性

父敬三は常に「自分ほど無趣味なものぐさ太郎はおるまい。無精横着が私の性なのだ」と言っている。ただ体のこと、生身のこと、これにはとにかく関心があった。いつも頭から離れない。ボンヤリしていることはあるがハッと気がついてアレとコレとどうなっているのかと、つい考える。わからないと一時あきらめる。また思い出す。わからない。また一時放ったらかす。

風に吹かれた木の葉がヒラヒラと飛んでくるように、人の言葉の中に何かが混じって飛んでくることがある。「ああそうか」と気がつく。次から次とそれがつながる。フーンと思い、有難いと思う。体の動きを常に考えている。医者として人から尊敬され、悩める病人から頼りにされてお役にも立てている。いつも「ウソかホントか自分で考えてみなさい。体の悩みは自分で考えなさい」「俺はただ応援してやっているだけだ」と言っていた。「操体法は自然にできた、みんなのものだ」が本音である。

播いておいた種がヒョット芽を出してきた。風が吹いた・雨が降った。陽が当たった。芽がグングン伸びて来た。枝が出た。葉がついた。蕾がついた。ふくらみがかってきた。自分ながらびっくりしている。どんな花が咲くことやら。人の社会は時間と空間とのかかわりあいで現在になっている。要素があり要因がある。人々の差が出てきている。それぞれの生きる必要性からの差異もある。それぞれの体制化がそこに出てきている。それがうまく運営されれば良いのだが、そうはなっていない。どう持っていったらよいのか。大変なことだ。大変だと言って手をこまねいて見ていていい訳はない。皆で考え、試みるより仕方がない。あー

あ。私はもう間に合わない。やれやれ、皆さんお願いします。（日記より、昭和六十年八十八歳米寿）

「操体法と公共性」
道を私（ワタクシ）しない信念

橋本　行則

昭和五十八年七月九日、外気がひんやりとする仙台空港に降りる。冷雨のなかを温古堂へ向かう。いつもの如く診療所の一隅には鉄瓶のかかった火鉢があり、橋本敬三先生は書き物をしておられた。八十六歳にしてなお現役の臨床家足り得る。記銘力は多少おとろえようとも、読み書き話すの生活が続けられるかぎり、人の知的精神力は維持される。しかも一生を通じて一筋の道が歩めることの素晴らしさ。先生の操体法の手技はますますやわらかでおだやかなものとなっていくように拝察された。操体法はいまや日本全国に広がった。操体法という治療手技を行っているたくさんの人々のなかには、一派をたて講習会を聞き、技術習得の資格を儒とするところもあるやに聞く。そうすればかならず、自らのみ高しとし、他派をおとしめる傾向を生む。名誉と利権がからむ。どのような世界にもあることである。そうして分蘖（ぶんけつ）を繰り返す。

橋本敬三先生の偉大さは、これをもって自らの創始によるものとされず、私（ワタクシ）されなかったところにある。橋本先生は、操体法は自分のものではないと言われる。気持ちのよい方向へ動かせば治るというのは、自然の仕組みであり、操体法は自然の摂理であるにすぎないということなのだ。操体法は患者を自立させるために教示されねばならない。

…

「教え（オシエ）は心なり」おんころやの本心です……橋本行則先生からのお言葉です。

橋本承平　八十四歳（平成三十年現在）

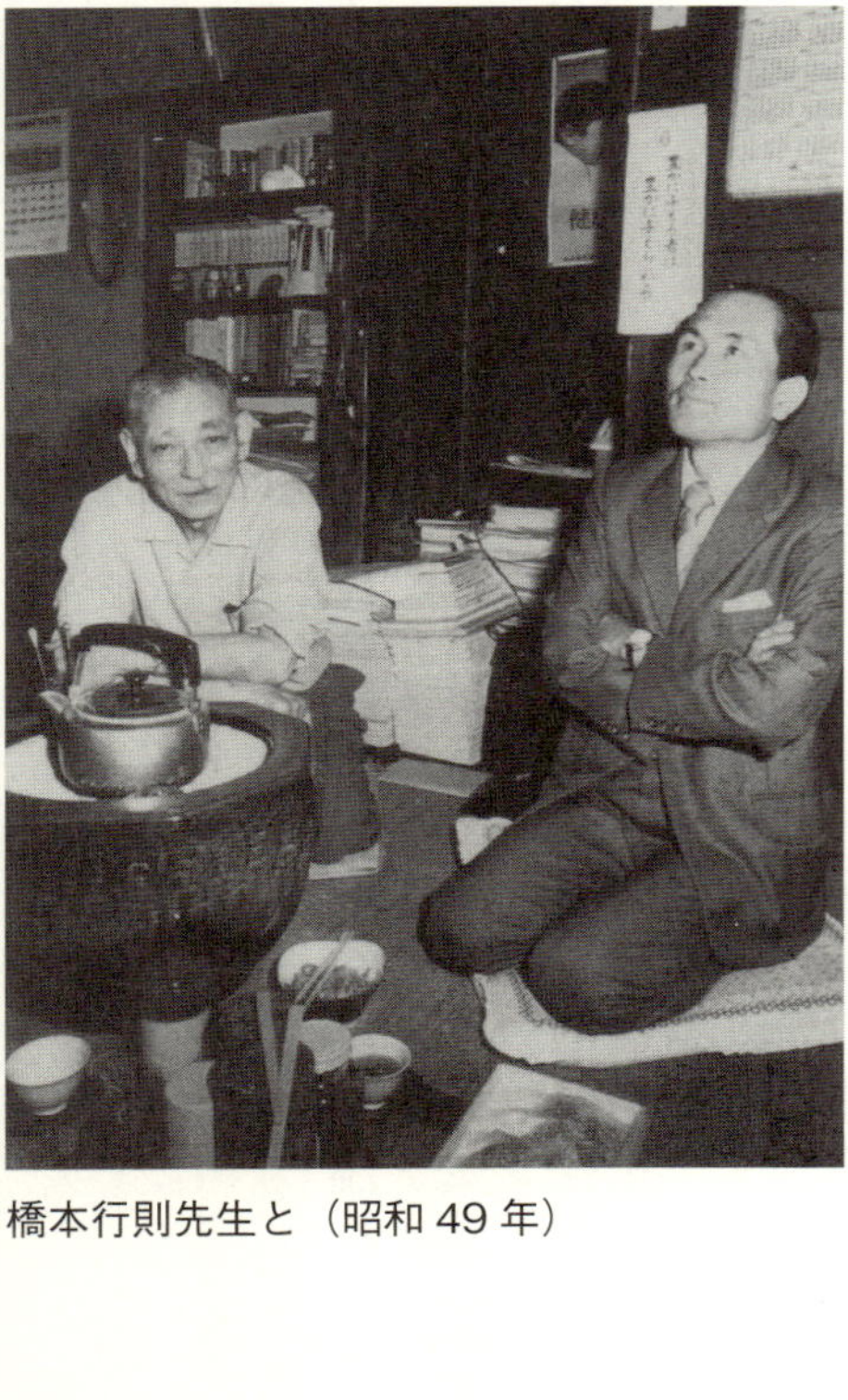

橋本行則先生と（昭和 49 年）

父敬三の著書によせて　医者として半世紀余

橋本　昭彦　編　（ハシモト　アキヒコ　橋本敬三　五男）

『A MEMORIAL OF THE HASHIMOTO FAMILY』（千代七回忌記念誌 昭和五十七年八月九日発行）より

※『万病を治せる妙療法』㈳農山漁村文化協会）、『からだの設計にミスはない』（たにぐち書店）より適宜抜粋

貧しき研究生活時代のこと

いくら気ばかり若くても、私はあと一年で満八十歳、そろそろ勘弁してもらわなくちゃ。五十六年も連れ添ってくれた老妻にもせんだって先立たれた。思えば可哀相なことをしてしまった。

家庭の事情で新潟医専の学生時代に結婚し、卒業後猶予していた兵役に服しているうちに長男が生まれた。除隊してすぐまた臨床（診察・治療）にはゆかず、研究というものがおもしろそうなので生理に戻り、東北帝大医学部藤田敏彦教授の神経生理研究室に入って、好き放題な自分のやりたいことを毎日楽しんで暮らした。

もちろん収入は少ない。新築したばかりの家に住み、外から見ればなんぼか金持ちの息子だと思われたことか。風呂桶はあっても燃料代がかかる。家内は実家に赤ん坊をつれて湯に入れてもらいに通う。切り詰めて暮らしても七十五円の月給で二十円の家賃だ。学生時代に買い入れた本をかかえて古本屋にゆく。たまには嫁入りの振袖や帯を借りにきてくれる人があると助かる。だから長男・信（まこと）には三十銭のセルロイドの金魚の玩具一匹買ってやったきりだ。毎日家内がつくってくれた弁当をもって研究室通い。大好きなソバ屋の前を通っても、入って食べる気にもなれなかった。

夢のような昔のこと、私は研究室で何やらかんやらつつきまくっていたのだが、好き放題な研究にも限界がある。貧乏生活であんまり家内に迷惑をかけても申し訳ない。医専卒業後五年、親友たちに引っ張られて函館に渡り、民間の私立病院に入った。研究時代、ボーナスが出たとき、たった一度夏帯一本をいっしょに買いに行ったとき、うれしがった家内の喜びようを今でも思い出す。

セックスを生涯のテーマにしよう

私は現代医学の医者らしくない妙な存在になってしまって、家内や周囲からはあんまり評判がよくない。元来、気分屋で篤学着実な研究者タイプではない。新潟医専在学時代は怠けて落第の心配もしたことがある。後半、式場隆三郎君と同級だったので、彼と仲よくなり、彼の文化活動にひきつけられてアダム社に結集し、見たり、読んだり、聞いたり、書いたりして楽しくすごした。第一回生の先輩に生理に行った人があり、藤田敏彦教授が東北大に移られた時ついて行って仙台住まいだったので、帰省ごとに話しに行き、学問することが楽しそうなのにひきつけられた。

当時、民間の病院にでも行けば百五十円くらい貰えるのだが、生理に飛び込んでしまった。大正十年である。一緒に出たアダムの同人で耳鼻科に残ったのがいる。彼の最初の実験台になって両側の偏摘をやってもらったところ、うまく成功して、それ以来、毎年発熱臥床することがなくなった。彼がある時、教授の留守中に研究室からウィーンの法医学者クラウスの独文『日本人の性生活』というのを引っ張り出してきて仲間に見せびらかしたことがある。私はその時からセックスを生涯のテーマにしようと決心した。それには青少年時代の苦悩が下地をなしていたわけである。

新潟医専卒業前の最終講義で眼科の熊谷直樹教授が黒板に「Warum?」と書き、「諸君が卒業してからもいつもこの何故？ ということを頭においてやってゆくなら、それぞれの異なった道を歩むとしても死ぬまでには何とかひとかどの大家になるだろう ―― 頭に入れておきたまえ」と言われた。有難い師のお言葉であった。

東北大の藤田生理に入ってから、もっぱらその方をつつきまわした。長男が生まれていたし、薄給だから生活は極度に苦しかったに違いないが、家内は実に手際よく清潔な暮らしを営んでくれたので、私は毎日楽しく教室暮らしをした。あの頃が私の一生のうちで一番極楽だったように思う。教室には英文のハバロック・エリスの『性の心理学』が揃っていたから全巻読みまくった。そのほかにも教授にお願いしていろいろな本を入れていただいた。

その頃、鐘紡社長の秘書をしていた人で法科出の学生だった泉さんという人がいた。出てから法医に入り、後に某大学の教授になったが、古今東西の性文献を大つづらに二つも持っており、大したものだった。私はよく行ってみせてもらった。早く亡くなられたが、現今なら高橋鉄氏に匹敵する方だったろう。あの頃の同僚は皆亡くなって教室同窓では私が今、最古参になってしまった。南満医学堂（満大）の生理学会には「輸精管蠕動の伝翻速度」をもって行った。朝鮮沿線の山は禿山だった。それが日支事変で通った時は全山松の緑におおわれていたことを思い出す。仏文のある文献に、動物の射精の段階の内容は初めに前立腺液で膣内をアルカリ性に地ならしし、次に睾丸の精液を射出し、最後に濃厚な精嚢液で流出を抑制固定するのだ、というのがあった。コンドームにとったのでは分からない。面白いと思って諸動物追試をやってみようとしたが、なかなかうまくゆかなかった。

そんなことをいろいろやっているうちに、同級生の親友が数人函館に行っており、お前も来い来いとしきりに言う。市内の流行医の病院で設備もかなりそろっている。給料は二百五十円、ボーナス二ヵ月分というのだ。当時の薄給とくらべて考えてみたら頭が痛くなった。全くお笑い草だった。大正も終わりの秋である。

行ってから大いに働いたが、ある時往診して帰り、寝ようとしたらまた来てくれという。大したことなかったのにと思って行ってみたら、酔っ払った親戚の爺が来ており、もう一度診てもらって様子を聞きたいという。腹が立ってたまらなかったが、とにかく納得させて帰った。開業医の弱さが口惜しかった。

そのうち院長が二号さんをつれて樺太に駆け落ちしてしまった。初め知らずにいたが、いつまでたっても帰って来ない。世間の噂も立って、臨床無経験の若僧医者、なんぼ頑張っても患者はガタ落ち、三ヵ月の後、親族会議の結果、病院閉鎖と相成った。とうとう失業してしまった。年末だったのでボーナスは一ヵ月分手に入り、それに行路病院の嘱託をしておったので、そちらから百五十円入るという。院長が前に行ったおり、そちらの分に自分の懐から百円出して私に二百五十円くれておったわけだ。まあ当分困るわけでもないので、そちらに毎日行っていた。

学校衛生管理に就任

私は妻子を仙台に残して単身赴任していたのだったが、そんな調子でブラブラしていたら函館病院長の爾見博士から呼ばれ、市の学校衛生技師の欠員があるから助役に会ってみよとのこと。行ったら、二年前から専任技師二人分の予算がとってあるが、なり手がない、年俸二千円でどうだという。前より少ないから御免被ると言って帰ったら、三千円で来てくれと言ってきたので行くことにした。

教育課に配属された。年俸者は毎日、市長助役と昼食会する。五、六人だった。市長は月に一、二回きりしか家で夕食出来ないのだそうだ。函館には小学校が二十数校あり、三分の一は三階建ての鉄筋コンクリートの堂々たるものだった。各校に衛生室があり専属衛生婦がおり、トラホーム洗眼や怪我の手当などしていた。私は毎日各校を順にまわり、衛生講話や視察、指導などした。

ちょうど冬だったので、閉め切った屋内運動場で休み時間に全校生徒がワイワイガヤガヤ走り回っている。塵埃は屋根裏まで舞い上がり、向こう側の壁がはっきり見えない有様。全くたまげてしまった。学校の気風は校長の肚一つなこともわかった。唯一人、体は弱いが教育熱心で児童のことをほんとに考えてくれている桜田という校長さんがいた。この人と私はウマが合って学校防塵と取り組んだ。半年ばかり種々やってみた結果、優秀な床油を薄く、ちょうどヌレ手拭いを固くしぼってふいた程度に塗布することによって、掃けば埃はコロコロとかたまって飛ばず、床も衣服もよごさずに済むことを確かめ問題は解決された。校長さんと二人で放課後運動場に立ってながめたら、床のヒバ材がプンプン香り空気は澄んでいる。手をにぎり合った。さっそく文部省の『学校衛生』誌に発表したら、油屋さんが喜んで別刷パンフレットをつくり、全国に宣伝した。

こんな学校衛生の仕事を二年ばかりやっているうち、社団法人病院（現在の函館中央病院の前身）開設にあたり、友人の院長が求人に弱りきっているのをみて市の仕事をやめて協力した。北洋帰りの漁夫の負傷患者や、行路病人やらをとりあつかい、中層以下の市民の外来もとりあつかった。この期間に私はレーベンステーマ（一生かけての研究課題）にぶつかった。

民間薬療法をあさる

ここで五年やった。この間、自分の貧弱な力を省みるにつけ、民間療法に眼が向いた。指圧、整骨、鍼灸、皆なかなかやっている。ちょうど住居の近くに現札医大外科の奥村信介博士の厳父がおられ、弱かった体が高橋迪雄氏の正体術で丈夫になられたということで、自分も研究しながら人にも施行されていた。骨格矯正療法である。

これが私の興味を極度にひきつけた。市をやめても桜田校長とは交遊を続けていたが、ある時桜田先生から、中山忠直氏の『漢方医学の新研究』という本を紹介されて読んでみたら、東洋物療はとにかく効果があるが、何故きくのかわからないと書いてある。ハハー、骨格を考えていないナと思った。

ある時、北洋帰りの漁夫でマストから落ちて前額に陥没骨折を起こして凹んでいるものがきた。頭蓋骨をボールと見て圧迫で凹んだのなら圧力で押し出せないものかと思って頭をあちこち押してみたら、ちょうど正反対側に非常な圧痛点がある。そこを毎日少しずつ静かに押してみた。一ヵ月ばかりでだいぶ浮いてきた。元通り平らにはならなかったが――。外科の成書では、骨格の変形は石の如く治らないものと決めつけていることに疑問をもった。おもに外科を担当したが、なんでもやった。わからないことだらけ。医学書どおりではさっぱりだめ。だれでもクリニック（臨床）に入って一年くらいのときは、いちばん光明を胸に抱くときだろう。それもなく、暗黒の壁に最初からぶつかるとは自業自得というものかもしれない。患者は医者がだめなら民間療法に走っていく。そして患者は、それである程度満足している様子。それなら、こちらも民間治療なるものの実体を知りたいと思ってあさりだした。

私には整形外科の患者こそ大の苦手だったので、接骨師を引っ張ってきて、やらせながらみていた。なるほどと思われることもないではない。ほかにも、按摩こい、灸こい、鍼こい、整体こい。みんな引っ張ってきた。こっちが頭をさげて聞くのだから、みな喜んで親切にテクニックを教えてくれる。

誇り高き西洋医学から荒唐無稽と蔑視されている民間治療の存在理由は、それなりに何らかの価値があるはずだからである。事実、患者の苦痛感覚はある程度解除されるようである。治癒ではないかもしれない。今になって思えば、現代医学もこの間のメカニズムには盲目であった。目クソ鼻クソを笑う程度のことだ。

民間治療をあさるなかで私は、痛いことをしないで、痛くない方向に動かして治す方法があることを知った。骨を動かすのだ。私にはピンときた。骨格（体の基礎構造）と疾病とは関係があるな。押しても骨格は動く。今までは硬い骨なんか動くはずないと思っていたのだが。そのうちに病院（今の函館中央病院）はだんだん大きくなり、医局員従事者も増え、理事者が従業員全部に慈善者としての態度を要求しボーナスを値切ったので、ストが起こった。私は院長との間に立って苦労したが、潮時だと思って間もなくやめて、ちょうど函館市の中央部の大きな薬局（草刈薬局）が一度開設してやめていたところを借りて昭和八年に全科開業した。

それまでに和田啓十郎氏の『医界の鉄椎』だの、湯本求真氏の『皇漢医学』だの、大塚敬節氏の本などを読んでいたので、投薬は漢方でいくことにし、五稜郭近くの自宅から毎日通って日曜は休みでやった。

町の療術師がよく私の所に話にきた。中に毛鍼の名人がいた。まねて教えてもらったが、とても出来なかった。毛鍼をつかえるには十年かかるという。しばらく投げておいたが、如何にも惜しいので、ある時患者の肌に鍼を直角に立て、先の方をつまんで静かに半回転しながら押してみたらいつの間にか刺さっている。続けて押してみたらいくらでも入る。しめたッと思った。私にコツを指導させると誰でも数分で出来るようになる。盛んに毛鍼をつかった。本だけでまねしてやった漢薬は効いたかどうか怪しいものだが、流産に対する桃核承気湯だけは著効があった。

桜田校長さんは私に診取られて亡くなった。桜田さんの娘さんでヤンマーディーゼル常務夫人になった方から先頃お便りを頂いた。夫人は歌人であるが、『アララギ』誌（?）の中に、

壁越に　橋本先生の声きこゆ　クリスチャンにて　漢薬用ゆる

仙台の　空襲のがれし温古堂　優しき先生の　便りうけたり

の句のあるのを見て、その詠人に私の住所をたずねて便りをしたとのことだった。

教室を飛び出して十年以上たった。民間療法のちにも何物かあることがおぼろげながらわかったので、ここらでまとめてみようと、春も終わる頃から毎朝早く起きて書き出した。

日支事変（第一次応召）

昭和十二年七月、日支事変が始まって間もなく赤紙が来た。丸二日で身辺整理して応召した。

出がけに友人の院長に書いたものを一まとめにして『漢方と漢薬』に投稿することを託した（これは宇都宮の石井陶白氏から反応あり、近年金沢の藤田六朗氏が認めておられたことを知った）。

朝鮮を通って山海関から北京に出た。私はこの時予備役満了一、二ヵ月前で、あとは後備という時だった。七師団の後備歩兵大隊付。次級医官は京都外科医局ホヤホヤの木村見習医官であった。磊落《らいらく》で愉快な人で、お互いに弾の中をくぐり、足かけ四年一緒に暮らした。私は早く昭和十五年に単独帰還したが、木村さんは二、三年残された。この方が今の京大外科教授で、痛みと自律神経の世界的学者である。

函館の診療所が親友（藤岡）の友情と家主の好意で誰にも貸さないで空けてあった。再開業した。家族は仙台に一旦引き上げていたが、仙台で手頃な所が空いたので十六年暮れに移って、今のところに温古堂医院を開業した。戦争は拡大する、漢薬は入手困難になる、私はもっぱら鍼と整復法を応用した。

町医者の身で、近代医学には大きな差をつけられてきたので、研究室時代の友人のとりなしで、東北大学の桂外科に出入りさせてもらった。そのころ長男も医学部に入っており、目をかけていただいていた助教授がおられた。その助教授が、手術後の入浴中にギックリ腰ならぬ急激な肋間神経痛をおこされて呼吸困難となり、動けなくなったことがあった。急いで鍼をやってみてくれと私を迎えにきた。心中神助を祈る思いだったが、一発で緩和されたのでヤレヤレとホッとしたことがある。

赤紙と肝っ玉母さん（第二次応召）

仙台で開業三年目大東亜戦争最中の昭和十九年の暮れ、また赤紙が届いた。北朝鮮羅南行きだった。仙台にも爆撃機が侵入したときだった。この時、長男は東北大、次男は盛岡高等農林に入っていた。末っ子の五男はまだ母の背中にいた。ふたたび帰れるかどうかわからないと思ったが、私は絶対に家内を信頼して心配しなかった。家内は肝っ玉母さん、火性であり、私は冷たい水性だと思っていた。

翌二十年春、私は野戦病院長要員教育で、長男は医学部から短現で、相模ヶ原の軍医学校に親子で入学した。教官連中がこれを知って要員環視の中で親子の対面を企て、一つ星の倅が中尉の父の前で直立不動の挙手敬礼をするのを見て皆大喝采して笑った。朝鮮に帰ってから仙台が大空襲されたことを知ったが、通信は不能だった。

ソ連に抑留される

昭和二十年終戦、私はソ連に抑留されて炭山の労働大隊付となった。帰還は二十三年夏の終わりだった。抑留中、兵隊の中には易占いをやる者がいて、よく当たった。すでに仙台大空襲もわかっていたが、「軍医殿、あなたはなんぼ偉いことをいっても、この奥様には頭が上がりませんよ。奥さんのいる限りお宅は安全、火にもやけてませんよ」と出たことがあった。部隊では、ビタミンC欠乏で壊血病が蔓延した。兵隊に松葉を食わせた。『主治医』の「薬になる植物のふしぎな話」で高嶋先生が書いている。知らなかったが、兵隊は私を松葉軍医と蔭口していた由。倉庫にこぼれた米を砂も旋盤鉄屑も混ざったまま俵につめてもって来て配給された。水中選別器を創案して米だけ炊かせた。痔の患者にはタバコの火を灸代わりに直接体につけず、近づけてチクッと熱感を与えることだけによって治したりした。

帰ってからわかったのだが、留守宅は焼夷弾の雨の間中にあり、隣まで焼け野原になったが、我が家の一角から一部だけ助かった。家内は娘一人と三人の男の子をかかえ、焼け跡に大豆をまき、間貸し下宿をやり一家を支えぬいた。長男は仙台陸軍病院にまわされていたのだ（父子入学が幸し、戦地行きを免れたと私は思う）。解除帰宅すると桂外科に通って指導を受け、夜間開業し、私が帰る頃は本式に開業していた。次男は東北大農学部新設の第一回生として在学していた。私は結婚以来家のことで心配したことがない。家内がいる限り大丈夫という絶対信頼感をもっていて呑気だった。実はこれが家内には甚だ不満であるらしかった。

抑留されて間もなく、収容所長の細君が発熱して全身疼痛でオイオイ泣いて寝ている。往診してくれと言われ、鍼で圧痛点をあちこち刺してやったらケロリと痛みがとれ、よろこんで起き上がってスープをつくり、クーシャイクーシャイと歓待してくれた。それ以来、所長の信頼は絶対的となり、地方人の所に自ら案内往診させたり、時々自宅にも呼んでくれ、何度転出命令が来ても私をはなさなかったので、三年間一ヵ所にいた。

私はドクトル・プロフェッソールで通ったが、衛生兵にも鍼をわけてやり皆覚えて応用した。帰還して鍼灸免許をとった者もいる。そのうち手持ちの鍼が消耗してしまった。ところがである。彼らは電話線を拾ってきて鋼線をぬき出し、磨きに磨いて毛鍼をつくり、竜頭には細い銅線を巻き付けて立派な鍼をつくり上げてしまったのには全くたまげてしまった。千人一団の中には各種の技能者がいる。ロシア人からみたヤポンスケは神様のようなものだったろう。

幸いに補給基地の近くにいたので配給は確実にうけたが、少し遠い山中にいた部隊は、ロシア人も食うや食わずだったので、輸送途中で食糧をだいぶ盗まれ、カユを食べて重労働させられて千人中六百人も死亡した所もあった。赤がはびこって各地で将校は打倒されたが、私共の部隊では帰るまでそのままだった。そのかわり幹部は真剣になって兵隊をかばい、彼らの無事と健康のため戦ったおかげで、入ソ当時極度の衰弱者だった一、二名をのぞいて、無事二十三年夏帰還できた。共産主義理論は入手できる限り読んだ。今まで読んでもみなかった唯物弁証法なるものが、前から知っていた桜沢如一の（無双原理）陰陽弁証法より一段下であって、私はここで天地創造の日本神話を思い出し、我が民族の優秀性を確認した。

温古して知新を得た

帰宅して半年の間、長男が手伝ってくれた。銭の単位ものみこめ、ソ連ボケもだいぶ癒されたので、今度は思う存分勉強してこいと恩師先輩の指導におまかせした。

私が仙台に開業した時は藤田教授に相談して「温古堂」と称した。先生の父君は謙造と申され、温知社浅田宗伯の門に学ばれた鳥取の藩医であられた。帰還三年、日本医界の変動をジッとながめていたが、自分の考えをのりこすような発表もない。二十六年になってから『日本医事新報』に書き出した。初めは掲載されないが、梅沢社長に直訴してからのせてくれるようになった。四十歳代は戦争で家を空け、五十にして帰り、無一文にして戦災区画整理にかかり医院改造にせまられ、子供たちは結婚し進学し、無我夢中で暮らした。六十歳になった。還暦記念のつもりで「異常感覚と運動系の歪み」を書いた。現代医学の盲点を指摘したつもりだ。医家からは何の反応もなかったが、体育家の中に反応したものがあった。かねて医療だけで健康を守れるものではないとの考えが煮つまってきていたので「健康に関する四つの場」を書いた。式場君の主宰していた『医家芸術』から東洋医学について何か書けといわれて「東洋物療の目標」を書いた。物療なるものは、運動系の歪みを整復することによって自然療能を発揮せしめ、間接的に内部異常を回復するもの、各種技術は、運動系の静動両力学的特性を認識した上に立って行わるべきもの、という主意である。これは矢数道明先生から共感を得た。

帰還後、私は仙台の赤門学志院東北高等鍼灸整復学校で講義し、籍をおいて受験資格を得てから鍼灸師の免許をとった。その後、その方の地方審議会委員や試験委員もやっている。長男は卒業十四年目に一通り内臓外科を身につけ、学位もとって帰って来てくれたので、温古堂の看板をはずして経営を全部任せ、私は個人的に温古堂と号し、院内の片隅で、もっぱら力学応用の物療をやっている。赤門での聴講生から先生の話と同じようなことが書いてる本があるとて、沖正弘氏の『ヨガの楽園』を見せられて驚いた。六十代に至ってやっと見当がつきかけたことが、数千年前から実践されておったのだ。

戦後、精神身体医学も躍進したが、人間としての尊貴は心の場にある。私は青少年時代の苦悶を山室軍平の説教をきいて教会に出入りしてからの五年間に満喫した。二十三歳のある日、平野栄太郎先生から聖書に示されている現象以前の自分の生命というものを教示されて忽然と目がさめた。それ以来性格が一変して呑気者になり、七十九歳になる今まで変わりない。もちろん心の世界の法則をその後谷口雅春先生の哲学により補強されたものにもよる。それで『医道の日本』に「心の調和」を書いた。平野栄太郎先生から〝救いと報い〟の区別を教えられたことは有難いことだった。

食と息の問題は今勉強中である。創健推進の活動の場においては私は「運動系」を専門に協力している。数年前赤門学志院長が医歯薬出版からたのまれたので、私が運動系の治療効果と実技を『鍼灸による即効療法』に書き上げ、同社から共著として発行されている。今、仙台ヨガ道研修会もやっている。

私の生涯はジグザグな、よろけ歩きをつづけ、ひとかどの医者にもなりきれず、やっと健康の追求と生命の礼拝のもんにたどりついたところだ。道楽は神代文学の追求であったが、それがからまり合って古代日本への憧憬となり、惟神道（カムナガラの道）がヨガであり創健であることがわかった。温故して知新を得たとは思う。これからいつまで生きることやら、末子も職につき孫は今年十三人になる。ここらで又生理にかえって今度は運動系をもっとやってみたいが、先のことはどうなることやら、まだまだ勉強実践の道ははるかに遠い。ご同行のご鞭撻をお願い申す次第である。

私は各誌に書きまくったが、反応はほとんどない。四十九年の暮れにあきらめて書くことをやめたら、『現代農業』誌が素人向けに書けといってきたので、とうとう二年ごしで連載することになった。

五十一年に入ったら、地方テレビ局数社がさわぎだし、NHKまでとり上げ、大さわぎとなり、国立宮城教育大学で講義までさせられることになってしまった。岩手医大でもこいという。同窓の生理学研究室の有志も関心を示しだしてくれている。

大学の研究室が動いて開発してくれれば、五十数年の日陰医者も、もって瞑《めい》すべしだ。しかし、世界の医学が変わるには、まだまだ時間がかかるだろう。

家内は私の歩んだ研究の内容には理解を示さなかったし、私も弁解も説明もしなかったが、やりたい放題私にやらせてくれた。NHKの再放送にはテレビにかじりついてみていた由。

ここ二年来だいぶ弱っていたが、このテレビをみた数日後、私が好きだからつくってやってくれと嫁にたのんでつくらせた、私の食い残しのおやつの寒天を私の手から食べ、娘と嫁に手をとられて一瞬にして昇天した。彼女が望んでいた現代医学の大先生、大病院長にもなれなかった私は冷たい夫だった。許してくれよと祈るのみ。お迎えがあればいつでもとんでいくからね。

（昭和五十一年秋記）

操体法のひろがり

私は戦後ソ連に抑留され、昭和二十三年に帰還した。帰還後の三年間、私はじっと現代医学界の情勢をみていました。当時、サルファ剤やペニシリンなどをのりこえて抗生物質が外敵に対する威力を発揮していて注目の的であったが、疾病現象そのものについての研究は誰も目新しい発表をしていないようなので、昭和二十六年あたりから、『日本医事新報』その他の雑誌に書き始めたのです。

そして、その後の二十何年間、私はからだの基礎構造、生理と医療との関連について、各誌に書きまくったが、肝心の現代医学界からの反応はほとんどなかった。ほとほといや気がさしてきて、昭和四十九年頃には、もう書くのはやめようと思いました。

これがいよいよ最後だと思って、もうこれで筆を断つことを決心して、その年の暮れに「山寺の晩鐘」という一文を書いた。この鐘でおしまいだ、という意味のほかに、”おててつないでみな帰ろ“の文句を「うちへ帰ればいいんだ、元に戻ればいいんだ」という意味を含ませたつもりだったんです。

ところがね、いざ書くことをやめてしまった途端に、『現代農業』誌が連載を頼みに来るし、地方のテレビ局は騒ぎ出すしで、とうとうＮＨＫまでやって来た。

おかしいもんだなあ、「山寺の晩鐘」のつもりが、あっという間に「夜明けの鐘」みたいになってしまって、たちまち私は有名人というわけです。

特に筋ジストロフィーの少年が、操体によってめざましく好転していく過程をＮＨＫで放映してからというものは、全国各地から、遠くは沖縄、北海道からも患者が押しかけてくるようになりました。（昭和五十一年七月十七日、ＮＨＫが全国ネットでドキュメンタリー「温古堂診療室」を放映した）

こうなるとね、大学が黙っていられなくなったとみえて、宮城教育大学では講義までさせられるし、岩手医大でも来いという。東北大の生理学の後輩たちの中でも関心をもつものが出てきたんです。（岩手放送が昭和五十二年末以来、操体法を放映してから大した人気が出て、半年も続け、とうとう私も二、三回引っ張り出されてしまったし、東北大医学部の脳疾患研究施設の助教授・佐藤元先生たちが、かねがねその原理を実験、追及していてくださったので、一応科学的説明をひきうけて出演されたので、やっと幕にすることが出来たようだ）

東北大の中でも脳神経疾患研究所の佐藤元先生や伊藤久雄先生、宮城教育大では川上吉昭先生の研究室は熱心ですね。

脳研には、私の所の若い者が二人、週に数回出かけているが、そこの患者さんというのは、大学病院や大病院が手に負えなくなって回して寄越す人たちです。そういう人たちを私の所の者にやらせてみると、それまで十年も二十年もいろんな医者が診てダメだったのが、みるみるうちに変わってくるものだから、そこの先生方が、こりゃ大変だということで、今、研究にかかっているんです。

宮城教育大の川上教室では月に一回研究会を開いて、私の所で診ている筋ジストロフィーの患者や障害児たちのからだの変化の観察・治療の結果を検討しています。今のところ非常によい結果が出ているのは事実だが、それがこの操体だけでそうなっているのかどうかを断定するだけの資料がまだないものだから、今はなんとも言えません。だけども、本当に熱心に検討会が行われていて、もうしばらく様子を見ていこうと思っているところです。

いずれにしても、最近になり専門家の注目をひき、これを研究しようという動きが大学の中で出てきたのは、五十年余の私の願いが微々たりといえども報いられて、その開発しだいでは世界の医学が変わるだろうと思えてならないんだ。

それにね、遠野市が、あの『遠野物語』（柳田国男）で有名な所だが、一昨年から市をあげてこの操体をやっています。この町は、国民健康保険が大変な財政負担になっていて、これではとてもやっていけないということで、「病人をなくして、みんな健康に」という運動を操体を中心にやっているのです。これは岩手放送で取り上げられて、週に一度、半年かけて放送され、ずいぶん話題になったようです。

そして、この遠野市に影響されたのかどうだか、今度は石巻市や胆沢町《いさわ》がやりだした。石巻市では、国保の関係者が、保健婦を使ったり、ボランティアなんかも総動員してやりだしたいというんですよ。

いつだったか、国保の会議があって仙台市の人が出かけたら、石巻の人に「なんだ、俺たちの方はこんなにやっているのに、お膝元のお前の所はどうしたんだ」とハッパをかけられたとか。

ところがね、最近になってこの仙台も動き始めたんです。今の島野市長は革新系だが、私の所へ患者として来たこともあり、先日も私に「医学の原点に立って、市民の健康というものを開発していこう」と助役ともども約束してくれた。

仙台市は全国に率先して健康都市宣言をしており、健康都市推進局というのがあって、環境整備や福祉の施設づくりは全国に先がけてどんどん進んでいるが、いくら「健康〳〵、福祉〳〵」と叫んで、その要請のもとに施設を充実させたところで、肝心の市民一人一人が生活の根本から改めていこうという気概をもつような運動にしなきゃなんにもならない。

先日、市の部長級以上の職員の集まり数十人の前で講演したが、その時に私が強調したことは、やはり教育の面から入っていかねばならないんじゃないか。学校の先生がまず子供たちに理解させ、子供たちが家庭に帰って親とともに実践していくというような地道な運動を展開しなきゃならないんじゃないか、と。幸いに教育長や衛生課長なども一生懸命な様子で、今になんらかの実際的な動きが出てくるんじゃないかと思います。

もっとも、高校の運動部、例えば甲子園の常連・仙台育英高や、卓球で有名な古川市の祇園寺高などでは、三年前から生徒の健康管理にこの操体を取り入れていて、これをやるようになってからケガは激減するし、腰や肩の痛みを訴える選手も少なくなったと言っています。

それともう一つ、教職員組合の中からも動きが出てきています。原子力船問題で有名になったむつ市を中心にひろがっているようだが、うちの研究員をやったり、向こうから実習に来たりして、かなり熱心にやっているようです――。

こうして、自治体や大学、教組やらが下から突き上げてくれれば、厚生省も黙ってはいられまいし、医学界も騒ぎだすだろうね、きっと。

橋本昭彦　七十六歳（平成三十年現在）

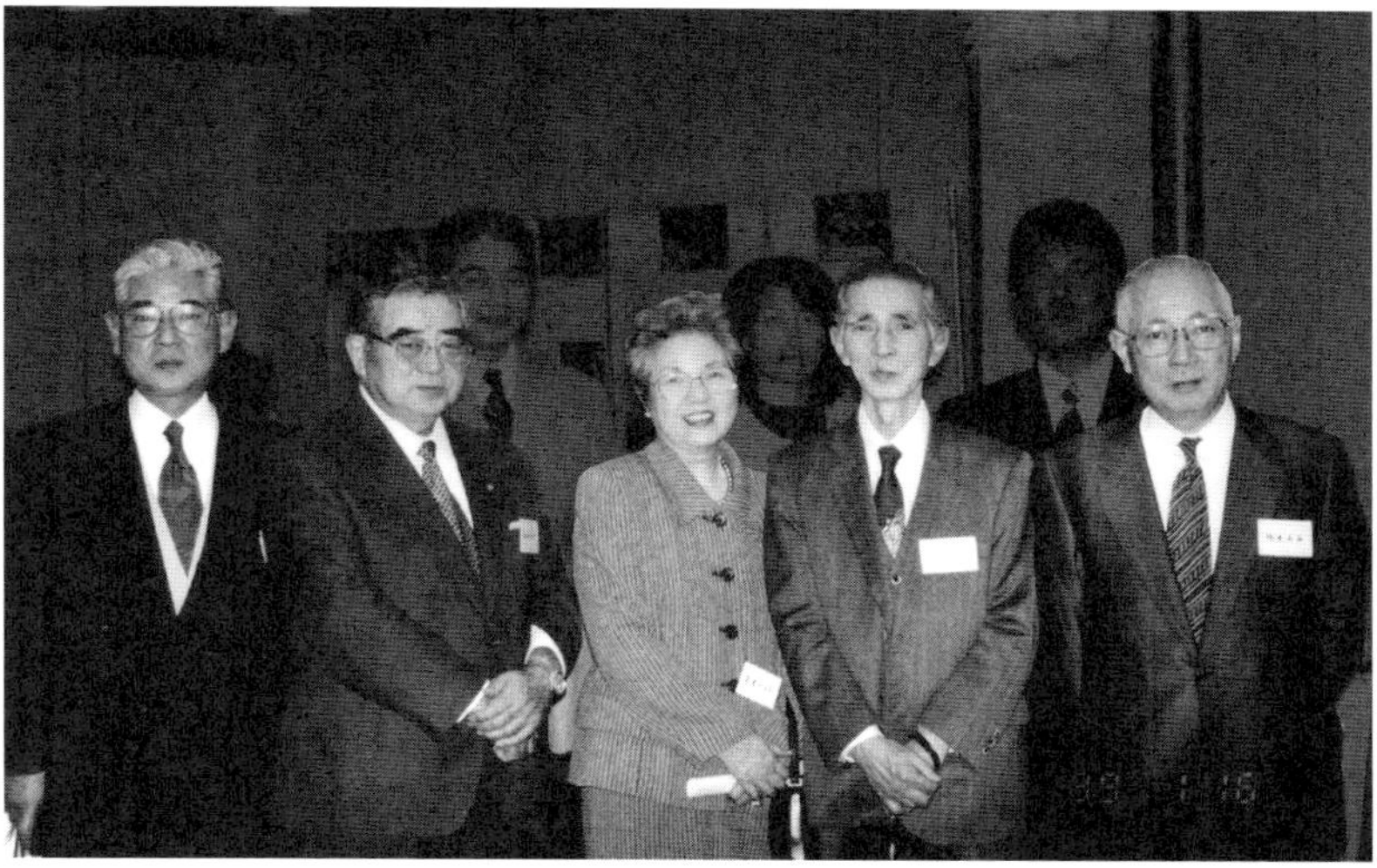

（前列左より） 五男 橋本昭彦、三男 橋本保雄、長女 青木ゑみ子、
次男 橋本惠次、四男 橋本承平（平成 11 年、七回忌偲ぶ会にて）

橋本敬三を語る

橋本 保雄（ハシモト ヤスオ　橋本敬三 三男）

『イサキ』（註）平成十七年一月号・三月号・五月号より

（註）『イサキ』：操体法機関誌の名称。カタカムナ文献によると、「イサキ」とは「元気」という意味である。現在は、日本操体学会が年間六回発行している。

医者としての父・敬三

私は、橋本敬三の三男・保雄です。親父は昭和十二年（一九三七年）～二十四年（一九四九年）の間、軍医として十二年もの間召集を受け、女ざかりの三十代後半のお袋に五男一女の子供を預け、北支、北朝鮮、シベリアと家を留守にしておりました。食い盛り、育ち盛りの子供たちにそれなりの躾や学業を与えるという、当時の日本の貧困な状況の中でよくぞ留守宅を守っていたものだと思います。今時の人たちには考えられない生き方をしていたのだと、ただ頭が下がるだけです。

今の橋本クリニックの場所は定禅寺通り櫓町細横丁角という所で、前面のケヤキ通りは幅十五メートル、晩翠通りは幅四メートルもない、文字通りの細横丁でありました。戦後当時の岡崎仙台市長の企画で、現在のような道幅のある立派な道路になりました。当時四つ辻の一角にあった温古堂は、庭も広く太い松の木が十本近く繁っており、その一角を母は土を起こして大豆や芋、野菜を栽培し、我々子供たちの食料の一部にしておりました。幸い仙台大空襲で焼け残り、何とか一つ屋根の下で母子七人は生き延び、昭和二十四年にやせ細った親父がシベリアの抑留地より帰還するのを迎えることができた次第です。医院としての設備は完全とは言えなかったのでしょうが、一応軍人の妻として守り通し、七床ほど入る病室も部屋も残っていたので、軍医として国内に勤務していた長男・信と父が協力して温古堂医院の再開を早めることができたのです。

話は逆戻りしますが、親父は橋本家に養子で入籍し、養父・五郎の実兄・豊松の娘・千代と新潟医専時代に結婚しました。東北帝国大学医学部で生理学の研究をしていたのですが食えなくなって、函館の病院に勤務医として勤めることになり、函館で暮らすようになったのです。函館に行って臨床の医師として働き始めたのですが、当時の医学はまだまだ完全なものではなかったのでしょうか、話に聞くところによると、親父は町の鍼灸師の先生方に術を学び、中でも函館では有名な奥村先生の正体術に興味をもち、東洋医学や漢方医学も昭和の初期より勉強したようです。

私が五歳の頃、親父は函館の盲唖学校の校医をしていました。ある日親父に連れられて、学校の健康診断をやるところに連れて行かれました。目の見えない、耳の聞こえない、言葉の喋れない人たちに親父が話しかけて、心の交流で何十人の児童たちの健康を管理しているのを見て、子供心にも「すごい親父だなあ」と感じたことを覚えております。

函館の家にはちょっとした庭があり、毎日曜日に近所の子供たちを集めて、母がオルガンを弾いて、親父はみんなと賛美歌や童謡を歌ったり、たまに「人生とは」などと説教をしたりとにぎやかな日曜学校をやっていたことがあります。子供たちも大勢集まって、親父もけっこう楽しそうでした。

家庭では医者らしい雰囲気ではなかったのですが、ある時お腹が痛くなって泣いていると、親父はしばらく私の腹に手をあてがってくれていました。いつの間にやら痛みがとれ、「やっぱり親父は医者なのだなあ」と感心したものです。

函館で第一回の召集を受け、留守家族は母の実家のある仙台に移住しましたが、昭和十四年の暮れに一時召集解除となり、父はそのまま仙台の定禅寺通りで再開業した次第です。その後一年もしないで末の弟を母に産ませて、再び応召してしまいました。末弟・昭彦は昭和十七年の生まれです。家にいると患者の診察と母親に子供をつくるという、誠に精力的な生活をしていたのですね。わずかな期間の開業生活でしたが、親父はけっこう赤ひげ親切先生で名を馳せ、近所の評判も良く、細横丁の花柳界のお姐さんたちにもモテていて、ちょっとしたことでも来院して、親父に診てもらうのが嬉しかったようです。

シベリアから帰還した時には八年間の応召のブランクがあったのですが、前にも申したように、どん底生活に母・千代は歯をくいしばって長兄・信と生き残ることに懸命でしたので、ししゃも状態の親父は直ちに医業再開赤ひげ医者ぶりを女房に尻をたたかれながら始動しました。職住一つの開業医ですから、治療が終わった患者さんが、お薬が出来上がるまでの間は、待合室を通って母のいる茶の間で手作りの漬物とお茶でしばし世間話。患者さんの愚痴こぼしの相手を務め、母は一日に数人もの、今でいうカウンセリング治療をやっていたのであります。投薬ができると看護婦の大きな声での呼び出し、母の優しい一声に送られて「また来ますよ」と患者は帰宅する。そんなローテーションがいつの間にやらできていました。母のアフターケア、マーケティングの活動です。たいした医者の女房でした。その間に信兄の嫁のテル子さんの手助けで、五、六人いる入院患者の給食に、お袋の味料理を時間通り三食提供していたのです。

私が仙台二高の在学中、冬などコタツに入って親父も一緒に勉強してくれていました。親父は医学書など読んでいたのでしょうか、当方はちょいちょい居眠り、親父の咳払いなどでよく注意されたものです。親父は「もう急患も来ないだろう、では風呂に入るか」と湯を体にかけると、ドンドンドンと玄関の戸が打たれ、「往診をお願いします！」と頼みがある。湯に入る間もなく「待ってろ！」、ラッコの襟のついたオーバーをまとい、往診かばんを自転車に積み込んで夜中の寒空に出かけていきました。その姿には、さすが〝医は忍術〟をモットーにした立派な人だなあ、と教えられたものです。

橋本敬三の「哲学」の影響

父のシベリアからの帰還で温古堂医院も再開、併せて長兄・信の橋本外科の看板も掲げられることになりました。親子でのタッグチームは順調に進んでおりました。

ある時、十七～十八歳の若い娘さんの盲腸手術が行われました。親父も手伝って、それから東北大の先生も来て行われたのですが、患者さんは腹膜炎も併発しておりました。そのため、盲腸の切除後に炎症の広がりを確認するため、腸を傷口より引っ張りだして腹腔を洗浄し、また体内に戻すという作業がありました。その光景を私は覗き見していました。私の目には取り出した腸をあまりにも無造作にお腹の中に押し込んでいるように見え、不安に思いました。後で父にあんな簡単で乱暴な方法で押し込んで大丈夫なのかと質問すると、父は「お腹の中で腸は自然に定位置に戻るのだ。だからしばらく傷口を閉じずに様子を見て、確認してから縫合するのだ」と言っていました。人間の体は生命力が強く、実に神秘的なものなのだと教えられたのです。

娘さんは一週間もすると抜糸して退院したのですが、父は「おまえね、彼女の家に行って請求してこい」と請求書を渡されました。近所でもありましたので気軽に引き受けて訪ねることにしたのですが、請求書と領収書を持って行くと、すごい家なんですよ。初めて気がついたのですが、その家は見るからに貧乏そうで、「治療手術入院費の支払いにしばらく時間をくれ」と父親が畳に頭をこすって若造の私に頼み込むのです。父はその報告を聞いて、ただ「そうか」と返事をするだけでした。十日ぐらいの間隔で三回ほど同じことを繰り返しました。「こりゃとっても払えない。こんな家からお金は取れないな」って子供心にそう思って、「あの家から集金することは無理だ、かわいそうだ」と伝えると、「世の中にはあのような家に生まれた子供もいることを、おまえが分かればよい」と、再請求はしないで終わりました。決して我が家も豊かな生活はしていなかったのですが、素晴らしい両親と兄弟とで生活していた私はなんだかジーンとして、いろいろ考えさせられ、教えられました。

私がホテルの仕事に入ってしばらく経った頃、親父に「おまえ、人の命を縮めるようなことはするなよ」と言われました。「え？　なんでだ」と聞き返すと、「お客様に美味しい値の張る料理を必要以上に勧めて金儲けしている」ってこう言うのです。「おまえね、人間の歯っていうのは上下全部で二十八本って決まっている。それぞれの歯には食物の配分に適した分類がある。奥歯十六本は雑穀類、犬歯四本は肉類、前歯八本は野菜だ」なんて分かるように説明してくれました。要はよくバランスのとれた食事のしかたを考えてお客様に料理を勧めろ、値の張る肉類や偏った食事のしかたは食のプロとして押し付けるなということでした。このことから私は女子栄養大学の香川綾先生のもとに走り、栄養学の入門をお願いし、先生の一番弟子にオークラの調理部に入社してもらいました。総料理長・小野正吉氏の元につかせ、メニュー構成などのアドバイザーにしたのです。

そんなことから、世界で初めての健康産業という言葉を開発して、ホテルオークラヘルスクラブを誕生させたのです。各専門の先生方にお集まりいただき、人間が生きるための総合的健康の問題を表現するスポーツジムのシステムを開発したのです。特に運動に関してはN

ＨＫ運動部所属の青山俊彦氏を招待して父に会わせ、父の操体法を基本にしたストレッチ運動を開発してもらいました。ジムの運動に取り入れることにし、メンバーが訪れ水泳やウェイトトレーニングなどそれぞれ好きな運動を始める前に、独特の基本準備運動として必ずトレーナーに実施させております。もう三十年も活発な営業をさせてもらっており、千名近いメンバーから感謝されております。このことは、後の「ＮＨＫテレビみんなの体操」に影響を与えていると思います。世界の一流ホテルにはスポーツジムが必ずと言ってよいくらい設備されていますが、オークラのシステムの基本が取り入れられ、ホテル事業の必要不可欠な営業部門となっているのは、父のアドバイスから生まれたようなものです。今考えてみると、やっぱり私は親父の影響を受けて、操体ということを通してホテル業をやったな、と思っています。

三年前、私はリタイアしてからＮＰＯ法人で日本ホスピタリティ推進協会を立ち上げ、「二十一世紀は心と知恵の時代」をテーマに活動しています。これも父からの教えで「人間自然の原理」——自然との調和を図りながらいかに周囲の人、環境とバランスを取りながら反映しなければならないか——を誰にでも理解納得してもらう、生きる「哲学」の学びの実行・

普及に努めております。サービス業から一歩も二歩も前進して、命に生活に、いかにお互いの心を通じ合わせて行きていくか、科学の進歩の先に歪みのない世の中をつくっていくよう励むことが、父の思想だと考えています。

私は親父とのふれあいのなかで、橋本敬三的「哲学」というものを自分なりに得てきたと思うのです。この考え方を、ホスピタリティ活動をやっていく私の人生の中で大事にしていきたいと思います。絶対に必要な大自然の法則、宇宙のエネルギー、それから、とにかくみんなが平和に楽しく生きていくための大方針が入ってきます。この思考法あっての操体ですから、これを生業《なりわい》として稼ぐ方法はドンドン人のために尽くして稼いでよし。橋本敬三的「哲学」は、万人の幸せを願い、心を磨くことをたくさん教えていると考えます。

「歩み入るものに安らぎを。去り行く人に幸せを」、これが私の父から教えてもらった人生方針です。

父と母の関係

シベリアの抑留から帰国後、父は、何事も自然の法則に従ってさえいればなんとかなるさ！

という感じで、医業、生活、家族の将来を考えていたようです。絶対こうでなければと、我流で決めつけないように心がけていたのです。患者さんとの対応も、火鉢を囲みお茶を酌み交わしての会話の中で治療法を授けていたのだと思います。

当時一番頭を悩ませていたのは父の女房、私の母・千代さんだったと思います。温古堂を維持し、家計を保っていくことは、大変だったはずです。

ところで父と母の関係についてですが、父・敬三は会津の小関家から橋本五郎（私の祖父）へ養子として入り、母・千代は三宅豊松（私の母方の祖父）の娘となります。豊松と五郎は実の兄弟ですから、敬三と千代は子供の頃から「結婚」するような取り決めをされていたと聞いています。二人とも従順に親同士の意思に沿って結婚前からの恋文などやり取りをしていたそうです。

学校を卒業してすぐに家庭を持ったようですが、生理学を専攻し大学に留まった父は、収入も少なく生活は決して楽ではなかったようです。生理学の藤田教授にお願いして、函館に行って勤務医をするようになり、ある程度の収入を得ながら家族繁栄にも精を出したようです。病院勤務で臨床に携わったものの、それまで生理学の勉強をして経験不足であり、医師免許を持ってはいるけれども若い父には、患者さんを苦痛から救い出す技は未熟だったのだと考えられます。西洋医学では解明できない治療を町の鍼灸師、整体師に教えを乞い、東洋医学の勉強を始めたのはこの頃です。医者なのか治療師なのか得体の判別できない時代を続けたのでしょうか。勤務医として給料をもらっている函館の病院の医師としてそれなりに働き、医学校では教えられなかった東洋医学を、プライドを捨てて勉強していったこと、加えて長期の軍医として支那事変、第二次世界大戦を現在の中国で過ごした経験は、操体法を生み出す上で大切な意味を持ったのだと考えます。函館時代、開業医をしていた頃、私は父に命じられて漢方薬の調合の手伝いをさせられたことを思い出します。

帰国後、仙台に開業しても、父はもっぱら軍医治療、東洋医学治療で操体法を世に発表しようとしていました。東北大学で研修医をした長男・信が帰宅後、西洋医学治療を担当していました。母・千代はなかなか世の中で認められない操体法のことも気にはなったものの、火鉢を囲み対話治療では稼ぎも悪く、貧乏医者の妻として、やきもきの続く日々だったと思います。どんなに母に責められても親父は反抗せず、「例の自然の法則」に従ってなるようになるさの自己流を数年続けていたのです。「お父さんがこんなに一生懸命働きかけても、誰も日本の医学界は認めてくれない」と涙を流す母も、患者さんが操体法で快方に向いてくれている実態を見ていたので、歯を食いしばって耐えているようでした。その姿はとても忘れることのできないシーンとして、私の脳裏に刻まれています。

昭和二十九年に仙台を離れ、母の勧めでホテル業の世界に入った私は、仕事の関係でいろいろな人とお付き合いに恵まれました。草柳大蔵先生や出版社の方々、雑誌報道関係業界の人々とも知り合い、ＮＨＫの某氏に相談して何とか温古堂操体法を広く世の中に露出せしめるべく奔走しました。父と草柳先生の対談を企画してラジオ放送十五分番組を仕立て全国放送をやってもらったり、『週刊現代』の杉山編集長にお願いして操体法の記事写真を四ページ特集してもらったり、ＮＨＫテレビ全国版に温古堂操体法のドキュメンタリー取材をしてもらい三十分番組を制作、テレビの画面に放映されたのもこの頃です。放映の時に母親が涙を流して「お父さんもこれでやっと苦労が実現して、世の中のためになれるね」と大喜びした光景は忘れられません。

それから間もなく千代さんは先立ちました。母の願っていた場所、葛岡墓地の一角にちょっと変わった墓を兄弟一同で考えて建立しました。命日には父が、眼下に広瀬川の曲がりくねった流れを眺めながら、ベンチで亡き母とタバコをくゆらせながらひとときを過ごすことを本当に楽しみにしておりました。

十三回忌偲ぶ会の時、会場に飾った父の遺影は、私が撮影したものです。仙台に帰るたびに散歩に連れ出し、望遠レンズでフィルム二、三本を撮りまくり、自然な表情を写した一つです。「写真を撮るよ」とカメラを向けると、平気で作り笑顔をする人でしたが、心の赴くまま自然に出てくる楽しい表情が、いつも言っている「温古老爺の最高」だったと考えています。

父は私に「ホテルで、お客様の体に悪い料理ばかり押し付けていると、人殺し業になるぞ。人間の歯二十八本の噛むバランスを尊重して、人の命を大切にすることを考えて、長くゆっくりご贔屓いただくことを考えろ」とよく説教されました。今、世界のどこのホテルにもあるアスレチックジムを、医学、体育学、栄養学、物療器具などを総合的に組み合わせて、世界に先がけてホテルオークラに作った発想の元は、親父のお陰です。開業三十五年も経ちますが、たくさんのメンバーの方々は健康で継続して利用されており、強引に健康産業の創設の一端を私に考えさせた父の自然法則の認識は、今もって感謝されています。何かを形にして儲けようということより、人の幸せを願って「こと」を為した方が自然と利益を生み出し、人に喜ばれるぞ、と教えてくれたのも父です。

ビジネスの世界に今もっとも必要なホスピタリティマインド（人間、万物、自然、命、心）の先見の明が、医者の父にはあったのだと思います。私は現在、日本ホスピタリティ協会（会員五百名、法人会員五十社）の理事長をやっておりますが、ホスピタリティマインドを日本国中に普及させ、使える仕事をするのではなく、世の中の人や自分のために身体も頭脳も動かして自然の中で働き、そして一日一日を大切に生きたいと考えています。

橋本敬三の「楽しいことをやれ、自然を大切にしろ、好きなことを考えてやれ、常に身体（頭脳）を動かせ、怒るな感謝しろ」など、操体を生み出した根幹を大切にして、全てに「ありがとう」と口から発して、素敵な世の中を創り出すことに努力しています。

「怒」の精神をご存知ですか？　己の欲せざることを人に施すなかれ、自分がこんなふうに他人にしてもらったら嬉しい、幸せ、感謝をするだろうと考えながら人にこの方法を施すこと。これがホスピタリティマインド、父・敬三の生んだ操体法の思考法だと思います。

橋本保雄　平成十八年八月七日　七十四歳で死去

謎多き・墓石の図象

橋本 恵次（ハシモト ケイジ　橋本敬三次男）

『敬三・千代 墓石図象の謎解き』（平成二十一年）より

昭和五十二年（一九七七年）、父敬三は亡き妻千代の遺骨を埋葬するに際して、折しも仙台市の都市再開発関連で造成された葛岡墓園を視察し、たいそう気に入り、菩提寺を変えてまで市内から墓を移した。新しい檀那寺となった愚鈍院の中村住職に直談判して、全く新しい形の墓を築いた。芝生を植え込んだ墓域に、直径八十センチメートル余の平たい自然石（橋本家ゆかりの二本松市郊外から運んだ）の手前上面に家紋（おもだか）、垂直に削った西背面に謎めいた図象（**図1**）が彫り込まれてあるだけである。

父は私ども子、孫の誰にも、図象が何を意味するのかについて語らず、「いろいろと調べてみよ」と言うだけであった。住職にも真意は語らなかったとか、よく諒承してくれたものだと恐縮するほかないが、その後つい先日までの十八年間、一門の誰も解読できずに、父の一周忌が過ぎた。父存命中はまだしも、この謎を解かねば、墓参の心情は落ち着かないと、あれこれ思いまどってきた。

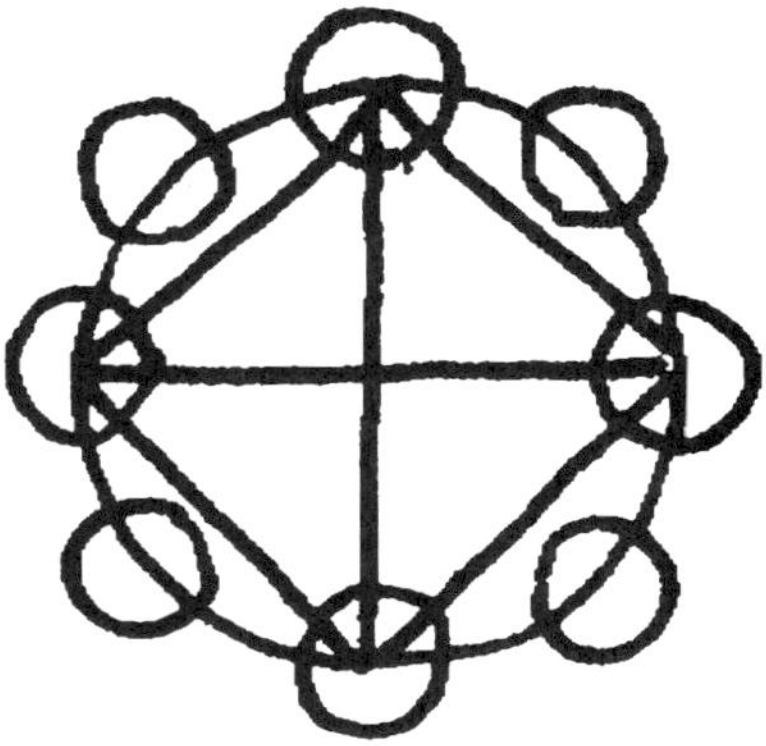

図１　橋本家墓石背面の図象

二十数年前になろうか、父は「日本人は実に優れた祖先を持つ民族だ。古代の日本を謙虚に見直す必要がある」と言い、文献を教示してくれた。当時、本業の完成期にあり、貴重な父の示唆も頭の一隅に置いたまま時が過ぎた。昨年末、たまたま手にした新刊書（松本善之助著『ホツマ古代日本人の知恵』溪声社）を手がかりに照合したところ、父が晩年古代文字研究の師としていた著者の松本さんから「それはカタカムナだと思う」との返信をいただいた（本年一月末）。

いずれは温古堂の書棚にある父の蔵書を調べてみる必要があろうと思っていたので、過日出向き、目標を絞って点検を始めた。

二列に並べ込まれた蔵書の奥側にあった叢書『相似象』のページを繰ってみたところ、遂に手がかりとなる関連図象に出会った。よく見ると各冊の裏表紙にその部分図象（**図2**）が印されているではないか。これぞ天国への鍵か？

温古堂の金沢君、クリニックの雄二君に断って叢書全十一冊を借りて持ち帰り、一夜全頁を繰り、思考を重ねて

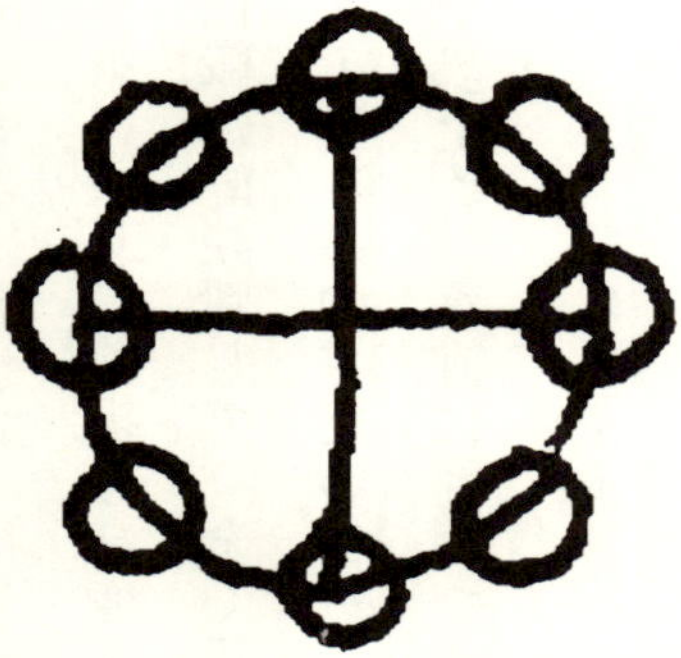

図２　『相似象』誌裏表紙の図象（カタカムナ）

一応の推論をとりまとめた。時を置かず泉区高森の信兄に報らせ、在仙の妹弟および雄二夫妻にも集まってもらい、経過と推論について説明し報告したのは、二月二十日のことである。兄の依頼により、中村住職にも説明に参上し、『相似象』編集者の宇野多美恵さんにも照会した。宇野さんからは、推論通りで良いという返信をいただいた（三月十九日付）。

緊張と解放感に満ちた数ヵ月が過ぎ、今更のように、父敬三の自由自在な生涯に感嘆の年を禁じ得ない。父の生前に、この謎解きを果たせたらどんなに喜んでもらえたことだろうかと、いささか残念であるが、やはり時の熟成が必要であったのだろう。

長々と経過を述べてきたが、本題である一応の推論を紹介しておこう。ただ、父の手記なり遺稿なりで確認しない限り、まだ中間報告であるが、ほぼ間違いないと思われる。

「ここ（墓石の場所）は、天地大宇宙の中の一地点であるが、上古代日本人から永久に伝えられたいのちを、この土地（日本の国土）で充全に生かし、夫婦和合して更にいのちを伝え合ったその無限の環に連なった者たちの在所である」

右の推論に至った理由については次回に譲るが、いずれ筆者はこの図象の拓本をとり、同じ葛岡の市民墓園内に建てた私ども夫婦のための寿陵の背面に刻印しようと思っている。敬三の考え方に賛同される方は遠慮なく、模刻されたら良い。
近頃、葬儀や墓のあり方について、考え方が変化しつつあることはご承知の通りであるが、父敬三は、二十年前に熟慮し決断していたのである。真摯に古代に学び、かつ先見の明を示した。まさに、温故知新の実践であり、すごいものだと感服するばかりである。

橋本惠次　平成二十九年九月四日 九十歳で死去

「大衆性」「包容力」そして「救いへの悟り」

栗田 庄一（クリタ ショウイチ ㈳農山漁村文化協会監事・企画プロデューサー）

『第二十七回操体バランス運動研究会 in 仙台 講演要旨集』（平成二十二年）より

「橋本敬三の心を考える」というテーマの連絡をいただいたとき、すぐに頭に浮かんだのは、敬三先生の「大衆性」と「包容力」です。

「人間は誰でも健康で幸福に一生を送れるように、チャンと設計されている。元の体はわるくないのだ。直るということは元に戻ること。生活のなかでゆがんだ体（歪体）をうまく（気持ちよく）動かせば痛みも消え、元の健康体（正体）に戻せる」

「ラクなこと、気持ちのよいことをしなさい」

「つらいこと、痛いことから逃げなさい」

という「操体法」の極意のわかりやすさ。誰でも、やる気になる大衆性。これが「大衆迎合」でないところがいいのです。

あなたまかせの「やってもらう医療」（受け身の消費者）から、「自分で動いて、自分で治す」「自分で健康を守る」当事者へ、意識変革を強くせまる、世直しの熱い提言でもあるのです。

「各人の健康度は、生活の営みの成績表である。健康は自らの責任においてかちとるべきものである」。

日常生活の「息・食・動・想」は自己の責任でなすべきことであり、各人の健康度は、この四つの実践の「成績表」であるという敬三先生の提言は、私の所属する「農文協」の運動方針とも強く重なり合うものでした。

「健康は自分で守る」……これは雑誌『現代農業』で、敬三先生に連載原稿をお願いしたときのタイトルです。いまから三十五年前、私は農文協の編集部にいて、農家向けの月刊誌『現代農業』の生活コーナーを担当していました。もともと農文協は、農家の持っている「自給自足」の心をよりどころに、自立した農業のあり方を追究していました。生活も「自給自足」こそ本当の豊かさだ、健康も自給すべきだ、そんな思いで、昭和五十年の一月号から「健康を自分で守る」という連載企画をはじめたのです。

この連載の最初の執筆者は、当時、岩手県の衣川村の診療所長をしておられた橋本行則先生です。

この連載二回目の題名が「腰痛は自分でなおせ」。このなかで行則先生は「仙台の橋本敬三先生御創案の操体」を自ら行い、村人の腰痛が「手品のようにその場で治った」体験を書いておられます。この記事の反響は大きかったのですが、その後、行則先生は九州に移られ、連載はこの二回で休載となりました。

連載企画の担当者としての私は、「橋本敬三先生の操体」に注目し、行則先生からの紹介で敬三先生に四月号からのバトンタッチをお願いしました。

当時、敬三先生は、ご自分の理論が医学界に受け入れられず、忸怩たる思いでおられたようです。

「私は各誌に書きまくったが、反応はほとんどない。四十九年の暮れにあきらめて書くことをやめたら、『現代農業』誌が素人向けに書けといってきたので、とうとう二年越しで連載することになった」

この「素人向けの連載」が、全国波及の契機になったようです。「五十一年に入ったら地方テレビ局数社がさわぎだし、NHKまでとりあげ、大さわぎとなり」、「宮城教育大学で講義までさせられることに、岩手医大でも来いという」。「大学の研究室が動いて開発してくれれば、五十数年の日陰医者も、もって瞑すべしだ」。

連載は昭和五十一年十二月号まで二十一回続きました。読者に大変好評なので、図解コーナーでも紹介できないかと考え、敬三先生から送っていただいた『鍼灸による即効療法』（共著、医歯薬出版）を首っ引きで読み、「一発療法」としての「運動系の力学的処理法」のうち、素人でもできそうなところを探して図解にし、「操体法のすすめ」として昭和五十一年一月号から並行連載を開始しました（二十四回掲載）。この連載タイトルを考えたとき、「操体」ではなく「操体法」にしてよいかと、敬三先生に伺ったところ、了解をとりました。この連載で初めて「操体法」の呼称が世に出ることになったのです。

この二つの連載を土台として生まれた本が、ロングセラーとなっている橋本敬三著『万病を治す妙療法―操体法』です。

大衆性と並んでもう一つ思い浮かんだこと。「包容力」というのは適切ではないかもしれませんが、敬三先生は自らを「教祖・家元」とは位置づけず、各地・各分野の実践者の自由な応用をよびかけられました。

農文協からは、その意を継ぐ方々の「操体法関連本」、「映像作品」が発行されて、版を重ねています。

また、先生自身が登場したNHK番組も、ビデオ（DVD）『操体法　橋本敬三の世界…温古堂診療室から』として復刻され、先生の温かいお人柄と、治療の実際がわかる貴重な資料となっています。

さらに、敬三先生の心を考えるとき、私自身忘れられないのは「心の調和」への悟りのこと。敬三先生は、医学生時代の後半、二十三歳で、盛岡の牧師、平野栄太郎先生に開眼させられたと書いています。平野牧師から「救いと報いの区別をはっきりと教えられた」と。

「この自覚は、いかに自分を解放してくれたことか。それまで神経質で潔癖であった自分は、がぜん呑気になり、ルーズにさえなったが、まったく性格は一変して気楽になり、それ以来今日まで取り越し苦労や持ち越し苦労で、長く悩んだことはない。人間苦の最たるものは、妄想苦であって、現実にぶつかって知る苦痛というものは、それに比べて大したものではない。この妄想苦から解放されたのである」

「救いと報いの区別」というのは、「救いは絶対、報いは相対だ、ということである」。

これに続く文章は、私にも胸のつかえがとれるものでした。私なりの安直な解釈では、「人間はもともと救われた存在であり、現世では自己責任生活の相対評価で報われたり、報いを受けたりもする」ということ。

「元々の体はわるくない」と敬三先生がいうのも、救いの信念（観の転換）から発せられたものなのではと思ったりもするのです。

（引用文は、『万病を治す妙療法―操体法』『誰にもわかる操体法の医学』いずれも農文協刊より）

温古堂先生と私

樋田 和彦（ヒダ カズヒコ　ヒダ耳鼻咽喉科・心療内科）

『第十四回操体バランス運動研究会 講演要旨集』（平成九年）より

一生を通してご恩を受けたと感謝する師は極めて少ないと言ってもよい。私にとって温古堂先生はその一人である。（今も、我が家のテレビの上には柔和な先生のお写真が載っていて、私どもにほほえみかけてくださっている）

はじめて温古堂先生を訪ねたのは、昭和五十三年頃だったと思う。仙台市立町という住所を頼りに近くにホテルをとり、三日間先生の診療を見学させていただいたと記憶している。当時の温古堂は木造で、辺りはいかにも日本的で昭和初期を思わせる風情があった。たしか渡り廊下を通って奥まったところに診療室があり、部屋の一部に畳が敷かれ、先生は火鉢を前に座っておられ、傍らの床板の部分にベッドが置かれていた。「名古屋から来ました。先生の診療を見学させていただきに参りました」と申し上げると、うんうんと頷き、あの温和な眼で迎えてくださった。しばらく無言のまま先生の横で畏まって座っていると、突然先生は「みんな、極楽なのに、わざわざ地獄になりたがっている」ということを東北弁でポツリと言われた。

それから、大学の生理学教室でセックスをテーマに研究したこと、家庭の事情で開業、診療を続けるうち、患者さんが去ってしまう。調べてみると治療師の所へ行っていることを知った。その人たちにどんな治療をしているのか教えてくれるように頼むと、皆よろこんで教えてくれた。それを見ているうちに面白い法則が分かったと、操体法誕生の経緯を話してくださった。(当時の私は耳鼻科を開業して五年が経過していたが、二年目ぐらいから一生の仕事として選んだことを後悔したり、診療に不信を持ち自身の健康も害していた。鍼灸術を習い、ヨガに遭遇して、やっとある程度診療に希望を取り戻しつつあった時で、このお話は興味深かった)

その日、私にベッドに横になるように言われ、足のひかがみの緊張をとられた後、うつぶせにして、膝を曲げさせ足の裏が尻に軽々と付くことを差し、「よい体をしているな」とつぶやかれた。何気なく言われた先生の言葉に、健康に自信をなくしていたためか嬉しさがこみ上げ、これまた診療術として大切なことであるとも思った。また、「ウソかホントかやってみな」とか「ヤジ馬でやった方が得だ」とか「いばったらだめだ」とか「操体法は自分で発見したのではなく、先輩が教えてくださったのだ」と、自分の手柄にされることを嫌っておられた。その後、操体法とその理論は私の診療に欠かせないものとなった。

二度目にお訪ねしたのは昭和五十七年であったと思う。温古堂とその周辺は全く様子が変わってしまい、近代化していた。

その目的は次の通りであった。昭和五十六年、拙宅で「生き方懇話会」という民間の集いが始まっていた。月一回の例会で医療に携わる人に限らずどんな人でも自由に参加できるユニークな会である。話題としては「東洋と西洋」「健康」「教育」「生活」「医療」などさまざまで、結論を出すのではなく気軽に話し合える会である。その会が主催して、名古屋市内の大きい会場で広く一般に呼びかけて講演会を催したいと思っていた。その講師のお一人に、温古堂先生にお願いしたいということでお訪ねしたのである。先生から快くご承諾いただいた。

講演会のテーマは「自然と医学」。講師は先生以外、当時参議院議員で東洋医学にも造詣が深い生理学者の故・高木健太郎先生、熊本で菊池養生園を営む医師の竹熊宣孝先生、司会はＮＨＫで「宗教の時間」を担当されていた金光寿郎氏という豪華なメンバーで企画され、各新聞社などマスコミにもＰＲした。この講演会の主旨に一般の大きな支持をいただき、当日千名近くの方が参加された。その講演会の折にチョットしたエピソードがある。

温古堂先生は壇上に上がられるや「日本のおかあさん！　日本と子どもたちのこと、よろしくお願いします。おわり！」と大きな声で叫ばれ、司会者や我々を大いに戸惑わせたことを覚えている。その後は般若身経の実技や、体の調子の悪い人たちを壇上に上げ、操体法の実技をされた。この講演録は『自然のささやき、医学のつぶやき』（地湧社刊）として発刊されている。

翌年、全国操体法の会が名古屋で催され、ご高齢にもかかわらず遠路四男承平氏とともにお出でいただいた。その折には私の診療所の二階で、地元の医師会にも呼びかけ、特別講習会が開かれた。（戦時中の先生の親友で、中国人で名古屋在住の黄天龍氏と拙宅でお会いになられ、大変喜ばれた）

先生はその一生を操体法にかけられ、私ども不器用な生き方しかできないものに、この上ない希望を与えてくださった。操体法の息、食、動、想と環境のホリスティック（全的）な生命論は、まさに真理といえる（小生、現在ホリスティック医学協会に所属させていただいている）。今、地球環境の汚染や人口問題をはじめ、生命の存続すら危ぶまれているが、その前に医療については深刻で、相変わらず治療側は学問を患者に押し付ける一方、心の医療を求める患者との間に意識のずれがあると考える。「からだ」や「いのち」の原点から医療が問われるようになったとき、初めて地球環境などの諸問題までの道が拓かれることになろう。

操体法はそのための光となることを確信している。

「橋本敬三の心を考える」

加藤 平八郎（カトウ ヘイハチロウ　ＩＤＥ大学協会会員・日本操体学会理事）

『第二十七回操体バランス運動研究会 in 仙台 講演要旨集』（平成二十二年）より

今あらためて、橋本敬三先生の心を考える、という段になると、御恩を被った者としては失礼ながら少々厄介なことになってくる。先生のことをすっかりわかってしまっているぞとはとても言えないし、言えるはずもない。「心」を考えるなどといっても、出来のよくない教え子が師のことを語るなど、その資格があるはずはない。とはいえ、今回の研究会では御礼奉公の立場で何らかのことをして多少の役に立てるように努めることが要請されているとの自覚はないわけでもない。少々不貞腐れた表現で顰蹙を買う前に申し上げておくとすれば、むしろそのような位置に自分がいるからこそ述べられることがあるかもしれないという微かな可能性が希望としてある、ということだ。同時に、どんなにすばらしい評伝であろうとも、それが絶対性をもつわけではなく、一つの見方であるという限界に気づいているのが真に敬意を込めた接し方であろう。その人物をどう見るかは、見られる側と見る側との間にある関係性において成り立つものである以上、敬三先生であろうとも、人間がする、この了解の営みは避けられるものではない。もちろん、その心を考えるという営為を生み出す原動力は、この場合、敬三先生ご自身に源泉をもつ。その限りにおいて、氏はやはり、いまだしずかに「凄い」のだ。

明治末年生まれの敬三先生は、古関家から橋本家に、幼くして養子にお入りになる。駅長としての職務を拝命する義父の下、義母、二本松丹羽家の姫様の侍女であったという義祖母のいる家庭生活には、それなりの家風があり、薫陶を受けていたはずである。旧制会津中学(現・会津高校)でのストライキにおける決断、当時会津若松市長であった小野源次郎氏を伯父にもっていたなどの話からそれなりの青年時代が彷彿とさせられる。当時の若松市内の様子を事細かに憶えておられるのには、実際に現地で確かめて舌を巻いたことがある。語られた思い出話の具体的な部分など、時間の中で変形した勝手な記憶ぐらいにしか受け取っていなかったこともあって驚かされたのである。

さて、閑話休題にしたうえで、今日の本題に迫ろう。そもそも敬三先生の心という場合、どこにその本質的なもののありようを安定的な位置として定めたらよいのだろうか。人間である以上、個人内部の思想の展開として物事や自己自身について考え方が変わっていくのは、ありふれた事態であり、おのずからなる深化熟成の歩みであろう。そして敬三先生の場合、その端緒はすでに旧制中学時代に見られると思われる。まだ確たる思考やら思想やらは自我の内部に根付いているわけはないにしても、これから到来する自己の未来へのおそれとおののき、そして矜持と希望が一青年としてあったはずなのだ。地域の名門校とされる旧制会津中学は、「賊軍」の地にあって私学校から出発した経緯をもっている。会津若松は当時もやや田舎で、都会的なものの香りは決して濃厚ではない。しかし、敬三青年、否、少年はそれなりに模索していたであろう。十代なりの問題意識がそこに佇んでいるようである。そんな中、少年は会津女学校近くにある教会に出向く。そして山室軍平氏らの講演を聞き、「姥捨て山」伝説をめぐる母の子を思う情愛の話に涙する。涙が一時の軽率な感情移入ではなく、自覚の深みからあふれるときに人はそこに思想形成の萌芽がみられることがあるはずだと思うのは私だけではないだろう。この教会エピソードには、晩年「人生も終わりに近くなった」という時に草した敬三先生の文章に通じるものが見えてくる。人間存在の根源を敬三先生風に観ておられるのである。存在の懐に自己自身が抱かれることへの思いが、自己形成するときに他者への想いとなって結晶するのである。先生の心、想いには、重要な柱として愛情があると私は感じている。何気ない会話の中で、「悪いことをするやつは、本気で悪いことしようと思ってやってんじゃあねえくって、弱いから悪いことしてしまうってことがあるんだ」と仰っていたことを記憶している。「その場合の弱さって、愚かさってことに繋がっているんでしょうかね」などと自分の愚かしさを棚に上げて受け答えしていたことが今は懐かしくもあり、恥ずかしくもある。弱さを思いやることに愛情を感じるのは、人間、ある程度歳をとれば否応なしに思い知らされるものである。

弱さについてのもう一つのエピソードがある。ある日、「僕は学問にコンプレックスがある」と言われたことがある。東北大学医学部の生理学教室で研究生活を送っておられた学究にしてはいささか遠慮がちな、心許無い発言があった。当時学問研究について私自身ささやかながらも悩みを抱いていたこともあり、興味深く感じ、新鮮な感触があった。当時華々しい成果も上がらず生活も考慮しなければならない現実にあってやがて臨床に飛び込むことになった先生は、学問コンプレックスとしてその弱さをご自分に囲っておられたのであろう。自分に纏わる影を抱き続けることの誠実さと根気良さを私は学ばせてもらっている。なお、敬三先生のご長男信先生と医学部に進学された孫息子のお二人は医学博士号を取得しておられる。ある種の力強い誠実さが家庭の文化的な蓄積となっていることの明証であると思われ、橋本家の静かな名誉として畏敬せざるをえない。「……に対する弱さ」が誠意と忍耐の持続を媒介としたとき、「……に対する愛情」に熟成することを見せてもらった。こうしたことにおいても私にとって、敬三氏は「先生」なのである。

今度は、心そのものを考えるというよりは、敬三先生が人間と世界をどう見ておられたかという若干包括的な次元のことについて管見を示してみたい。これは思想的なもの、あるいは世界観・人間観として、宗教的なニュアンス関わらせた問題にならざるをえないようである。これが同時に医療・治療の現場におられることを重ね、「救い」と「報い」という言葉に焦点化して概観してみる。ある種の文章で先生はこのことに言及しておられる。

そもそも人間である自分自身がこの世に存在し、また自己ならぬ他者が存在し、同時にそれらを含んでこの世が存在していることについて想いをいたすこと自体、誰しも心の成長過程においては大なり小なり体験される心理的な事実であろう。その際に人間というものの存在をどう位置付けるかは、単に自然科学的な知識だけでは十分に納得できないものがあるはずである。

さてその自然科学が学問的な認識である以上、世界にある客観的な事物・現象の連関について仮説を立て、観察し実験して得られたデータを基に考察することで、さらに洗練された論理として理論や法則が見出される、という一連の手続きには普遍妥当性を基準とした厳密性と信頼性が備わっている。その真理が自分自身の関心事に直接的に効力を与えてはくれないのは、自然科学の性質からいって当然のことなのである。そこには徹底した客観化が貫かれ、だからこそ政治、経済、宗教などの複雑な社会的な利害関係の絡む中に個人としての立場を置く人間が同じ土俵の中で真理が追求できるのである。その真理の意義も人間個人の内面的な問題考慮においてはみごとに透明化してしまうのは皮肉なことである。近・現代人が自己の疎外、人間の疎外を「愚痴る」ことの発生現場がここにあるのは、心理学者・河合隼雄氏の指摘する通りである。

敬三少年が旧制中学在学中、親戚筋とはいえ下宿生活を営んでいた現実においては、自己自身への関心が深まったものと思われる。家族と離れている淋しさという素朴なものだけでなく、世界における自己存在の淋しさ、といった根源的な何かを感受していたのではないだろうか。推測だけで話を進めるようで気が引けるが、敬三氏はやがてそのことについての認識を備えることになるわけなので、無関係とは言えず、むしろその萌芽があると私は確信している。

橋本敬三氏（ここで、「先生」から「氏」へと少し客観化します）にとって、人間存在の根源的な状況とは、端的に「救い」として表象されるものであろう。存在していることの「救い」とは、単に抽象的、合理的な考察の思考空間ではなくして、あくまでも存在する場、具体的な空間としての、この宇宙、この自然的世界にあることにおいての「救い」であろう。なお、この「であろう」という表現は、無責任かもしれないが、「言った」「言わない」といった収拾のつかない議論を引き起こさないための礼儀であると御心得いただきたい。あくまでも後の世に残ったものが勝手に解釈しているという制約を忘れないという最低の責任は自覚しているつもりである。さて、何が救われているのか。自分自身である。生きているではないか。生かされているという実感は、直接的に介護されているのもない限り持ち難いかもしれない。しかし、生きることができる条件は与えられているといえよう。陽の光の温かさも、大気・空気として酸素も、また水も与えられている。しかも「ただ」である。水道料は水そのものの代金ではなく、安全をも含んだ管理料を見るべきだ。太陽も地球も人間に料金を請求しもしないけれども。そしてまた、自分自身生きているではないか。すでに自己の存在は生命として与えられている。意識があり、自覚する存在として与えられている。それが生かされているということの原初態である。橋本敬三氏はここにまず、「救い」といったものを見てとっていたというべきだと私には思われる。

根源的な次元で救われていることをこうした確認で済ますとすれば、今度は「報い」ということについて確認したい。こちらは「救われている」こと、簡潔に言えば、すでに存在が肯定的に与えられていることのインサイド、内側の世界に位置すると表象される。救われているのだからといってただ極楽浄土の仏様になっていてよいというわけでもないし、現実の生においてはそれを良しとする人もほとんどいないだろうし不可能であろう。ただ、敬三氏は「この世は極楽だ」という表現はしていたように記憶している。その「極楽」で暮らす当事者は、最低限に自己責任として、一定の自己管理を必要とすることも言い忘れなかった。なぜ自己管理か。それは、この世界には、それなりのルールがあることの認識からくるものであろう。自然の世界・人間の世界にはそれなりの因果応報といった関係性があり、いくら救われているといってもそのことを無視しては生きるのに不都合である。この関係性を「報い」

といった世間に分かりやすい表現として氏は語っていたと私は理解している。「報い」が人格的な超越者からの喜怒哀楽に基づく処断や好悪の行為の結果であるなどというものとは次元を異にするであろう。これは世界内の事柄としての関心事としてある。ここで、医療、保健といった事柄に限定して考慮すれば、氏の操体の思想となって結晶しているのである。

橋本敬三氏の操体の思想と実践は、この「救いと報い」といった世界と人間存在についての根本的な認識が「心」つまりその核心としてあっての展開となるというのが、今回の私の拙い話の要点である。

ドキュメンタリー「温古堂診療室」
～番組提案を振り返る～

千代木 信一（チヨキ シンイチ　元ＮＨＫチーフディレクター）

『第三十三回全国操体バランス運動研究会 仙台大会 講演要旨集』（平成二十八年）より

番組制作のきっかけ

初めて橋本先生に会ったのは昭和五十二年二月のこと。月日の流れは早いもので、もう四十年近くが経った。

当時NHKは東北六県の「天気予報」の背景に一般視聴者の公募写真を使っており、そのアマチュア・カメラマンのひとり、Mさんが担当デスクの私を訪ねて来た。

「交通事故で入院して会社も辞めざるを得なかった私を、僅か数回の治療で治してくれた老医師に是非会ってほしい」。

彼に連れられて訪れた「温古堂診療室」は、仙台市の定禅寺通りの角地に建つ橋本外科の裏庭の離れにあった。

木の塀越しに日の丸の旗竿が、斜めに立っていたのが、なんとも印象的であった。

その名医は薄暗い離れの和室で、小さな火鉢を抱えるようにして座っていた。

薄汚れた白衣を着て、ちょび髭を蓄えた小柄な老医師が橋本敬三先生であった。

操体法初体験

先生のインタビューを始めるつもりであったが……先生は、火箸で炭を掻きまわしながら、

「まあ良いから、そこに置いた二つの体重計に片足ずつ乗ってみなさい」

測ってみると、二つの体重計の目盛りは左右で五キロの差を示していた。

「四足歩行だった人間が二足歩行に移った時から、体重差による『歪み』が身体に生じるようになった。長い人生の間に『歪み』から様々な病が生まれた。その『歪み』をいろいろな方法で治していたのが漢方医たちだった」

次いで、部屋に一台だけ置かれた診療ベッドに、うつ伏せに寝るように言われた。

「君の足関節は、だいぶ硬いねえ」

操体法の呼吸・脱力で、硬かった私の関節は驚くほど柔軟さを取り戻し、お尻に軽く届くようになった。

因みに、操体法理論のイラストを仲間内では「ネコ」と呼んでいたことを懐かしく思い出す。言葉よりも強い奇跡の術を初体験した訳であった。

インタビュー

番組の取材は、必要情報の素材集めから始まる。素材の信憑性を国や大組織など権威的な裏付けで取るのが一般的な我が国マスコミの通例である。失敗を避け責任を転嫁できる意味では有効ではあるが、金太郎飴のような報道内容が多いのは、その弊害でもある。

医学とは門外漢の私は、橋本先生の経歴から聞き始めた。

「函館での医師時代、来なくなった患者が救いを求めた先は、何故か当時落ち目に思われていた漢方医～鍼灸師だったよ」

辞を低くして教えを請う若い西洋医に漢方医たちは、操体法を含む一子相伝の〝秘法〟を惜しげもなく教えてくれた、という。

軍隊に軍医として召集され、とりわけ治療器具や薬もないシベリア抑留中の先生の経験については多くの場で紹介されているので割愛するが、私の突飛な質問にも、淡々と答えてくれた。

「痔の治療は？」

「肛門に時計回りで煙草の火を近づけると、ピクッとするポイントがあるのさ」

先生の治療範囲の広さは、先生が奨める野次馬的探究心故であるのだろう。

人柄

ジャーナリストにとっては事実の追及が最重要である。ヒューマン・ドキュメントの場合、対象となる人物に対する第六感も極めて重要なファクターとなる。

八十歳になった今、取材で知り合った多くの人々の中で、顔が浮かんで来る人の数は多くはない。

二年間のアフリカ駐在中に、大新聞ではなく地方紙の移動特派員としてアジア・アフリカを回っていた星野芳樹氏と知り合った。

いつも鳥打帽をかぶり､独立後の初代ケニア大統領になったケニヤッタ氏と肩を組んで撮った写真をお守り代わりにパスポートに挟んでアフリカ各地を回っていた六十代の星野氏。

彼は、東条戦時内閣の書記官長を務めた星野直樹氏の弟で、兄とは正反対の人生を歩んだ人である。左翼運動で逮捕され七年間獄中生活を送り、中国に追放されてからは、現地で英語塾をつくったという大陸浪人であった。後に、ケニアのナイロビにスワヒリ語学院を設立して、日本とアフリカの多くの人材を育てた明治生まれの快男児であった。その飄々とした人柄が、なぜか「おんころや」――橋本先生と重なった。お二人とも、無私無欲でありながら野次馬精神に溢れた人物であった。

先生と最後に会ったのは五年後の転勤先、名古屋であった。講演会場を訪ねた時、先生は涙を流して喜んでくださった。

橋本先生とお会いした回数は、僅かに十回前後なのに、目を瞑れば先生のお顔が直ぐに浮かんでくる。

昭和四十五年にネパールの首都カトマンズで、夕食を共にした当時の大阪市立大学々長の意味深い下記の言葉は、いみじくも操体法を無視した医学界を意味しているのではないか。

「MEDICINE～医術を『医学』と翻訳したことから日本の医療の道が間違い始めたと思う。『学』と名付けたことで、医療とは無関係の学問研究が行われている。たとえばOUT OF MEDICINE～医療の概説は「医学概論」という不要な学問のひとつになってしまった」と、学内に医学部を持つ学長は嘆いていた。

真のMEDICINEの求道者、橋本先生は現代の仙人のように思えるのである。

番組提案～古びた聴診器と診察台以外には何もない温古堂の老医師は、奇跡の医術で患者を治す～

番組の成否は

「人々の役に立つ」

「人々の興味を惹く」

の二つをもっているか、で決まる。

東北六県で放送した番組も、後の全国放送も共に大反響を呼び、全国各地から訪れた患者で温古堂には長い列ができた。

放映後の先生

執筆を依頼されてから知ったことのひとつは、長年にわたる先生の「操体法」の提言が医学界に無視され続けていたことである。

テレビ番組の放送が頑迷な医学界に風穴を開けて、先生の提言がやっと認められたという、ある種の達成感があったことは容易に推察できる。

しかし、それ以上に先生を喜ばせたのは、初めて奥さんに認められたことだ、と愚考している。

ロケ中に、スタッフと庭先を通った時に〝如何わしいものをみる目つき〟で箒を手にした奥さんに睨まれた記憶がある。

操体法の施術を決して受け入れなかった奥さんが、テレビ放映後に初めて先生に身体を触らせてくれたことを、先生は大変喜んでいた。

奥さんはその年に亡くなったと聞き、番組提案者に過ぎない私が、先生から過分の感謝を頂いているとすれば、多分、この功績に対してではないであろうかと思う。

継承

「操体法」は関係者の努力で、全国に広がっているようである。門外漢の私が敢えて言いたいのは、病に悩む多くの患者のために、大学の学部のような研修機関の設立である。

もし、私が若ければ、ヨーロッパに広がっているという「操体法」の運動を番組化して逆輸入し、国内での再認識を促したいと思う昨今である。

私と操体法

伊藤 宏一（イトウ コウイチ　伊藤医院）

『第三十三回全国操体バランス運動研究会in仙台 講演要旨集』（平成二十八年）より

私の経歴は、昭和三十八年に仙台市の南部に外科、整形外科を開業して、今年で五十三年になります。その間、操体法には随分助けていただきました。

橋本敬三先生とのご縁は、昭和四十八年に仙台で良導絡の研究会があり、そこで橋本先生が操体法について講演され、強く感銘をうけました。その後、何度か先生の診療室にお伺いし、見学させていただきました。当時私は仙台市医師会の理事を拝命し間もなくでしたが、市民の健康に役立つ手段と考え、医師会副会長であった東北公済病院副院長の吉田信夫先生（※）にもご賛同頂き、操体法研究会の立ち上げに参画していただきました。仙台市長の島野武氏は〝健康都市〟を宣言し、市民の健康増進を昂揚する施策が繰り広げられていました。

昭和五十一年に入り、ＮＨＫが操体法を取り上げた後、温古堂に大多忙が起こったようですが、どんな経緯で報道が始まったのかは知りませんでした。橋本先生の四男・承平さんが、親父さんの日記を克明に調べた結果、仙台市役所広報誌に「仙台市医師会の健康研修記事」が載ったことで、ＮＨＫの取材がスタートし、操体法が世に出るきっかけになったことを知り、大変驚くと同時にお役に立てたことを嬉しく思っております。

当時の研究会の記録が、数年前に農文協から再発売されたＮＨＫ『操体法橋本敬三の世界』

ビデオに残っており、筋ジストロフィー症例の研究発表で筋力の増強と側弯姿勢の改善が認められました。ここにもはるばる新潟から参加された須永隆夫先生の姿も見られ、早くから橋本先生の大きな支えとなった方だったと思います。

※吉田信夫先生

理事　（一期）昭和三十五年四月一日～昭和三十七年三月三十一日

監事　（一期）昭和四十五年四月一日～昭和四十七年三月三十一日

副会長（一期）昭和四十九年二月一日～昭和五十一年一月三十一日

●昭和四十八年度から代議員制度が導入され、役員任期の切り替えが行われた。

監事　（二期）昭和五十一年二月一日～昭和五十五年一月三十一日

★伊藤宏一先生は、役員任期の切り替え初年度からの昭和四十八年二月九日から理事に就任されています。吉田先生はその翌年に副会長になり一期二年で辞め、引き続き監事に就任、二期四年務めた、との記録です（仙台市医師会史より）。

第七十四回市民医学講座”老人の健康“

講師　：温古堂　橋本敬三先生
とき　：昭和五十四年五月十八日（金）午後一時三十分
ところ：仙台市役所七階ホール

仙台市医師会から、市民の皆様のうち、ご老人向けの健康につきお話ししてこいとのこと、多分私が老人であり、まあまあ現役をつとめている故のことだろうと思います。

人間の一生は生から死に至る変化の連続でありますが、その時々のバランスがだいたい決まっております。大体ですね。上中下はあります。落第すると困るのです。平均及第点をとっていれば、まずまずよろしいということになります。環境には大きく影響されます。仙台はいい所です。健康都市を宣言しているくらいですから、市役所も一生懸命ですが、市民も

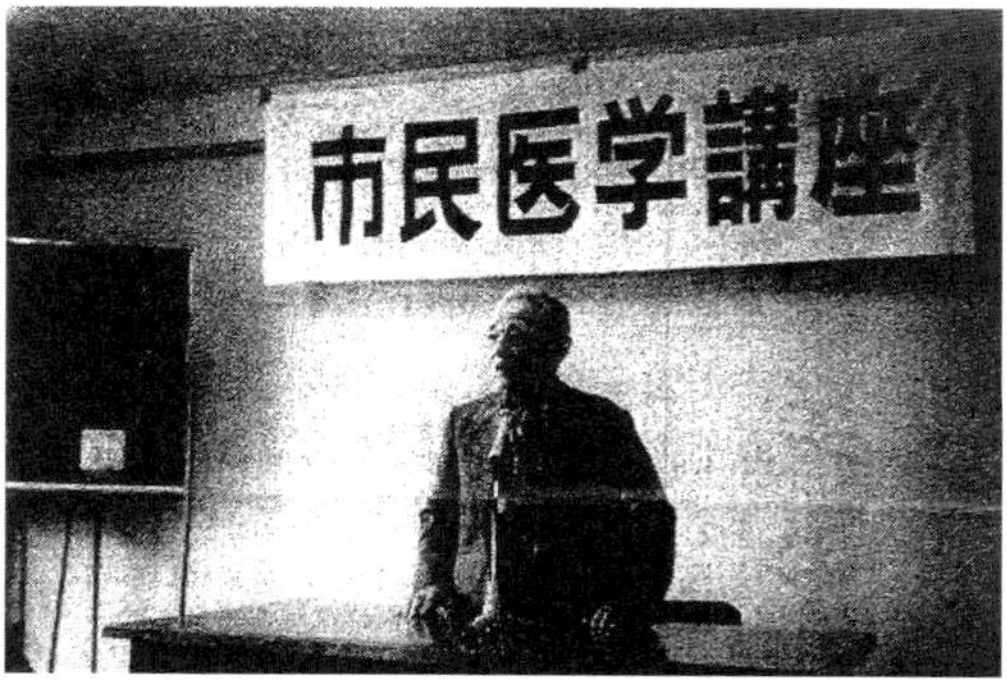

権利ばかりでなく義務があります。自分で健康に注意しなければならない。環境は自然環境ばかりでない。社会や家庭の人為環境もあるのです。大事なことはバランス、即ちつり合いが保たれていることです。

人間の自由な生き方というのはバランスを調節してゆくことです。ボンヤリしていてもある程度生きてはいけますが、自然の法則があるので、これを知っていないと変化がおきた時対応できない。

人間各自の責任生活はいろいろありますが、どうしても他人に代わってもらえないことが四つある。呼吸をすること、飲食、身体運動、精神活動です。それぞれに法則がある。般若心経という有難いお経がありますが、「般若身経」という生き方の法則を書いたものを今日お配りしますから、よく読んでみてください。上手にやると健康に生きられます。怠けてやらないと駄目になる。やりすぎるとまたこわれる。バランスをとってやることです。その一番目印になることは、「気持ちがいい」ということです。バランスがとれた時は一番気持ちがよいのです。

バランスをとるのには一番気持ちよいことをやれということです。それを自分の体と心に聞くことです。そして練習することです。何でも勉強しないとうまくなれない。やることです。体が変になった時は動きを試してみることです。前後、左右の屈伸と左右の捻りと上下のノビチヂミをやってみる。調子の悪い動きがある。うまくやれない方がある。無理すると痛い方がある。その時は反対の動き、即ち逆な気持ちよい動きをすると直る。大抵の人は、できないと不便だからできない方へ動かしてやれと痛い方へ頑張りがちですが、そうするとかえって悪くなる。何でも気持ちのいい方に、いい方に逃げてくるように動けばよい。これがコツです。

だから気持ちいいことは何してもよい。ホントに気持ちよいことです。やった後気持ち悪くなるのはホントに気持ちよいことでない。やった後も清々して気持ちよいことなら、何してもよい。いいことでもたくさんやればよいと欲張ると罰が当たりますから、くれぐれもバランスのつり合いに気をつけてください。その意味を理解して、「般若身経」をよく読んでみてください。

橋本敬三氏に学び、そしてお伝えすること

須永隆夫（スナガタカオ　木戸クリニック、日本操体学会理事）

『第三十三回全国操体バランス運動研究会in仙台 講演要旨集』（平成二十八年）より

昭和四十八年秋、橋本行則氏が岩手の衣川に移ったのを期に、間中善雄氏の紹介で、行則氏は敬三氏にご縁ができました。敬三氏と行則氏は意気投合。敬三氏の農山漁村文化協会の月刊誌『現代農業』の執筆も始まり、一般への普及が始まります。その頃仙台の医師会で伊藤宏一氏が、医学界への普及をはじめ、仙台市も関心を示します。全国いろいろな所の自治体でも保健師さんを中心に普及が始まります。

昭和四十九年、新潟に戻っていた小生は、行則氏より敬三氏に会うように勧められてご縁をいただきました。新潟医大の大先輩でもあり、敬三氏の生き方、医療への姿勢に二度三度とびっくり共感しました。温古堂は、木造の診察室、火鉢があり、「人間、この動く建物」の図や、「『息、食、動、想、環』と『心身』とは相関する」とする自然法則や、「般若身経」の図等があり、敬三氏の体系づけられた医療への取り組みを体感できる空間でした。

この頃、NHKを介して、操体は全国へ普及します。

小生は同時に、食の方では、東北大の近藤正二氏から学びました。一方、漢方医学、食療、そして有機農業の普及も続けることになります。

敬三氏の言う食は、「人という動物の基本」と考えています。心の持ち方で言われる、「生かされていることへの感謝、欲張らず、六十パーセントで生きたら上出来。よいところを誉め、伸ばす」には、随分と救われます。呼吸法のすばらしさ、深さは徐々に学びます。動は操体法の入り口として、普及にも役立っています。新潟での敬三氏の最初の講演は、「現代医学が置き忘れた基礎構造の歪み」として、新潟大学医学部で行われました。次の新潟での講演を期に『からだの設計にミスはない』が出版されました。操体バランス運動研究会は、川上吉昭氏を中心に宮城教育大学の教室で始まり、温古堂の皆さんと敬三氏の孫の雄二氏を中心に全国の皆さんが操体法、まるごとの普及と、科学的解明に向けての昨今です。

敬三氏の日記から橋本承平氏（敬三氏四男）がまとめた『生体の歪みを正す　おんころやの人生』からも敬三氏を偲び、操体法として、私物化しない氏の考え（行則氏も何回も伝えてくれています）、治療では、日常診療の基本に操体法を据えています。風邪、腰痛から癌までに対応です。普及は、新潟では、昭和五十一年から例会が続き、操体法の全体を学び、お伝えしていきます（新潟市内にも二十余の集まりがあります）。医学生にも少し伝えています。県内外の自治体にも、生活習慣病の予防、治療からリハビリまでの一助にと伝えています。

ボディビルは予防医学

杉田 茂（スギタ シゲル　日本フィジーク委員会元代表）

『第三十一回操体バランス運動全国大会in大阪 講演要旨集』（平成二十六年）より

「杉田さん、あなたがやっておられるボディビルと、我々が行っている操体とは全くジャンルの違うことのように思われているかもしれませんが、実は予防医学という同じ方向に向かっているのですよ」

——ボディビルが予防医学に向かっている？

橋本先生とお会いしたのは、一九七七年（昭和五十二年）の春である。

北田君から、自分の師匠が関西へ来られるので京都を案内したいということで、運転手役を引き受けたのだ。昼食に京都名物の湯豆腐をご一緒させていただいたその時に、先生からいくつか貴重なお話をうかがった。人間の歯の数とその種類と食べ物の関係や、怪我や故障をした時に人間だけが痛みを確認しそれが回復を遅らせている、といった、目から鱗の話をしていただいた後、言われたのが冒頭の予防医学の話なのである。

十六歳からボディビル一筋にやってきて、予防医学なんかとは縁のない世界にいると思っていた私に、橋本先生のその言葉は戸惑いを伴いつつも強く心に残った。

とはいっても、具体的な予防医学とのかかわりを実感することはなく、筋肉を発達させることに血眼のボディビルダー仲間を目にしていると、どの辺りが予防医学なのかと、首をひねる日々だった。

二十五年ほど前、ゲームソフト会社や酒造メーカー等がフィットネス産業に参入した頃、森永製菓も健康事業部を起こし、サプリメントの製造販売とボディビル専門誌『マッスル＆フィットネス』の出版を始めた。

そのボディビル専門誌の発刊にかかわった私は、森永製菓の健康事業部に足を運び、当時の事業部長の宇多氏とお話をする機会が何度かあった。

ある時、宇多氏は「杉田さん、ボディビルダーというのは素晴らしい人達だねえ。私は、ボディビルダーのライフスタイルは十年も十五年も時代を先取りしていると思っているんですよ。科学的な知識を持って身体を鍛え、コンディションを整えるためにいろいろなサプリメントを適切に摂る知識もあるし、余分な脂肪を除くためにダイエットをする。今に日本人が皆、ボディビルダーがしていることを真似るようになります。これは確かです」と熱っぽく語られた。

この時になって、ようやく私は、橋本先生がおっしゃっておられた、ボディビルも予防医学の方向に向かっているという意味を理解したのである。

二十五年前に宇多さんが言われたことは現実になった。今日では、日本中のいたる所にフィットネスクラブやジムがあり、全てのスポーツ選手が競技力向上のためにウエイトトレーニングに励み、芸能人までが筋肉質の肉体を得ようとしている。

若い人たちだけではない、介護予防支援事業所では介護予防として高齢者の筋力増強にウエイトトレーニングが必須のエクササイズになっている。

それにサプリメントだ。今や何処の町にもあるドラッグストアやスポーツ用品店、フィットネスクラブのプロショップの棚には、所狭しと多くの種類のサプリメントが並んでいる。三十数年ほど前、アメリカから輸入したサプリメントを口にしていると、妙な薬をやっているかのように眉をひそめられたのが嘘のようである。

体脂肪率は、体型を気にする女性にとって美容のバロメーターであり、メタボを指摘された中年男性にとって健康の指標でもある。ボディビルダーがコンテストに出場する時にはこの体脂肪を三～四パーセントくらいまで減らさなければならず、そのためにダイエットを行う。

今、流行りの糖質制限ダイエットは、一九七二年にアメリカのアトキンス博士が提唱されたものだが、同じ年、炭水化物の摂取を制限するという糖質制限ダイエットとほぼ同じやり方で体脂肪を削ぎ落として、私はミスター日本になった。

筋力トレーニングは全身の筋肉をバランスよく鍛えられて、故障のない体を維持することができるし、サプリメントは食事では摂取しきれない栄養素を効率よく取り入れることができる。ダイエットも体調や体型を良好な状態に保つために知っておいて損はない知識だ。

これらは、心身を健康に保ち病気や怪我をしないための最良の予防策だと言っても過言ではない。

橋本先生が私におっしゃられた、ボディビルは予防医学だとは、こういう意味だったのである。

橋本敬三先生の原稿論文書籍年表

文責　稲田　稔（イナダ　ミノル　稲田みのる治療室、日本操体学会監事）

第一期　明治三十年から大正十四年（出生〜東北帝大生理学教室）

明治三十年福島市生まれ。大正十年新潟医専卒業。同校生理学教室（この間兵役服務）を経て、大正十二年より東北帝大医学部・藤田敏彦教授のもとに入室、生理学を専攻。

和暦	西暦	年齢	個人的出来事	研究論文　＊○は原稿論文、『　』は書籍
明治30	1897	0	9月8日、福島市曽根田宮の下で古関家に生まれる 橋本家の養子となる	
明治31	1898	1		
明治32	1899	2		
明治33	1900	3		
明治34	1901	4	猪苗代へ転居	
明治35	1902	5	若松へ転居	

明治36	1903	6	
明治37	1904	7	会津若松市栄小学校入学（写真1）
明治38	1905	8	
明治39	1906	9	黒磯へ転居
明治40	1907	10	
明治41	1908	11	米沢へ転居
明治42	1909	12	米沢小学校首席卒業
明治43	1910	13	会津中学校入学（小野木家下宿生活）
明治44	1911	14	
大正元	1912	15	
大正2	1913	16	弁論大会「飢え乾く」の演題で一等になる 山室軍平先生の講演「神は愛なり」に感激する
大正3	1914	17	（写真2）

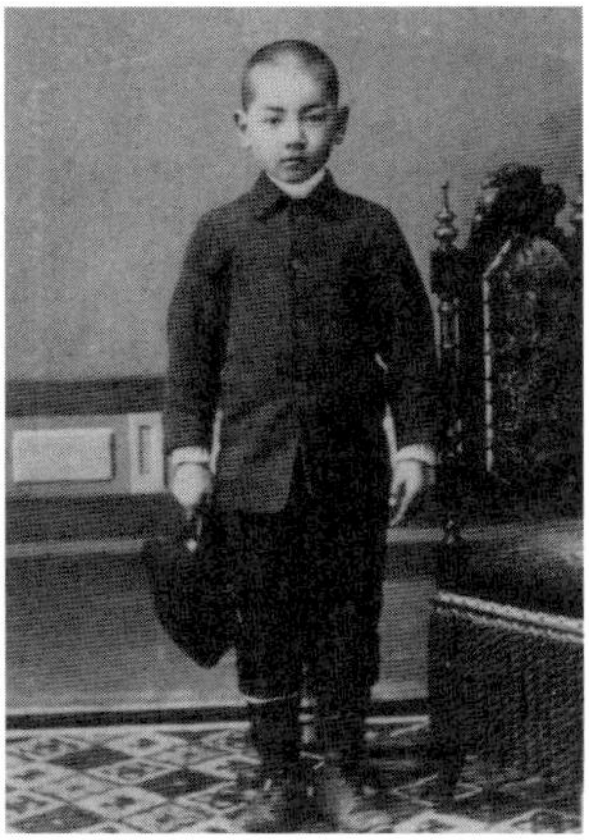

写真１
会津若松栄小学校入学当時

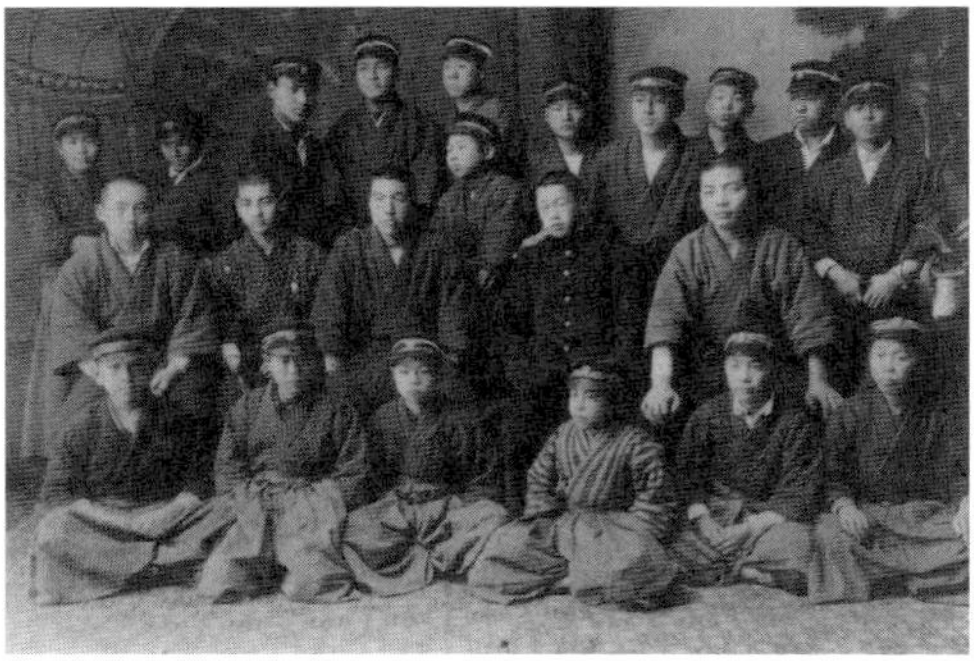

写真２　中学５年生頃、級友と
上段左から２番目

大正4	1915	18	会津中学卒業 高校受験浪人 救世軍に出入りする
大正5	1916	19	仙台で浪人生活
大正6	1917	20	新潟医専入学（写真3）
大正7	1918	21	
大正8	1919	22	母タツ没 同級式場隆三郎とアダム社に結集する
大正9	1920	23	平野栄太郎先生「現象以前の自分の生命」を教示され目が覚める、性格が一転呑気ものになる 千代と結婚（医専4年） （写真4）
大正10	1921	24	新潟医専卒業 医師登録47038 生理学教室、入営
大正11	1922	25	長男誕生

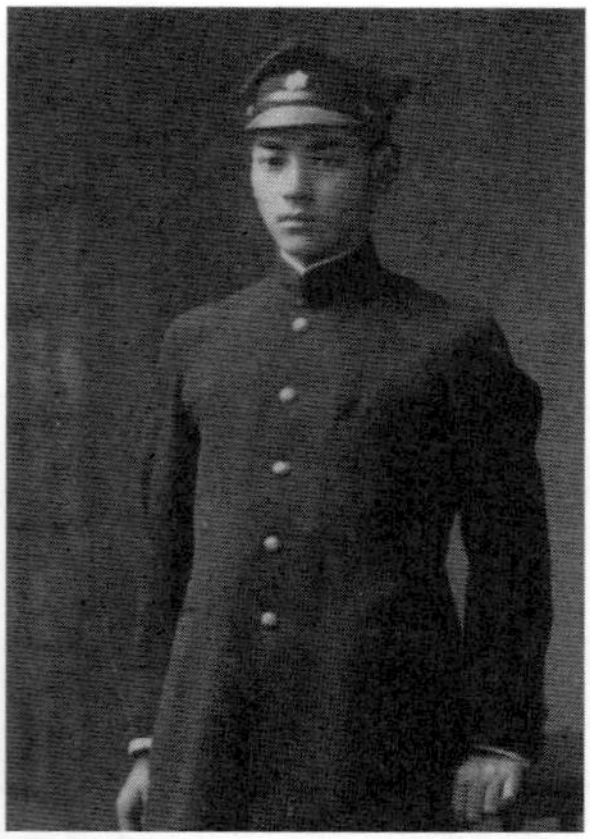

写真３　新潟医専入学時

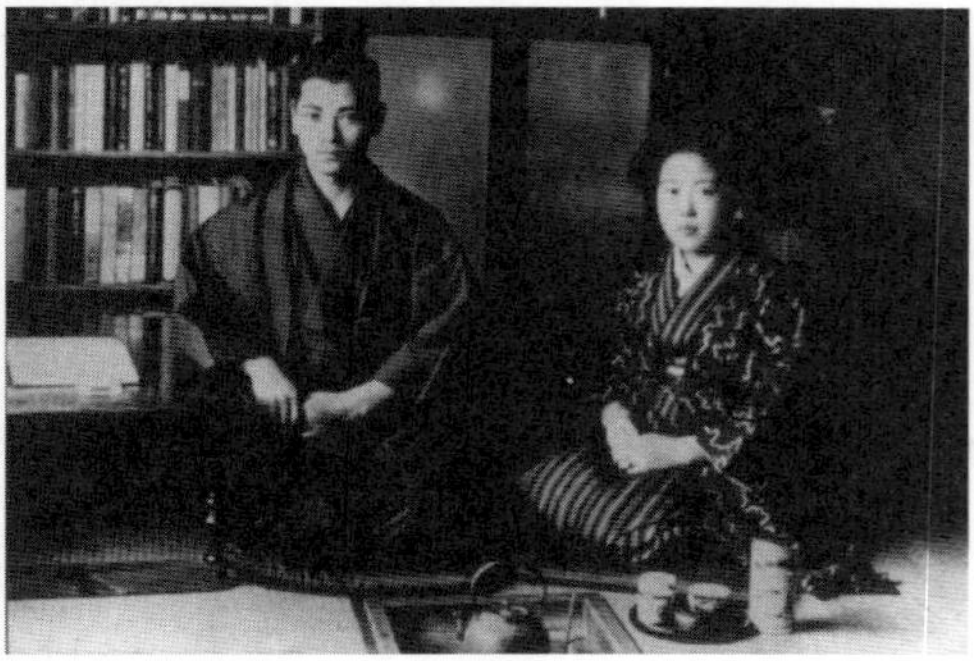

写真４　千代と結婚。書斎にて

大正12	1923	26	除隊 東北大神経生理教室入室	
大正13	1924	27		南満医学堂生理学会「輪精管蠕動の伝播速度」
大正14	1925	28		

第二期　昭和元年から昭和十一年（函館時代〜臨床医学）

大正十五年（昭和元年）、函館市の民間病院に赴任するが四ヵ月目に同院閉鎖のため失業。翌昭和二年より同市の学校衛生技官となり、屋内運動場の防塵法を開発するなど功績をあげる。昭和三年、友人が新しく同市に開設した社団法人病院を助けるため、市の技官を辞めて協力し、外科部門を担当して五年間奮闘する。数年の体験の中で、民間療法の臨床上の効果に開眼、東洋系物療はもちろん、あらゆる療法をあさって多くの名人たちの技術を吸収する。この間に後のレーベンス・テーマとなるものをつかむ。

和暦	西暦	年齢	個人的出来事	研究論文 ＊○は原稿論文、『　』は書籍
昭和元	1926	29	臨床転出函館へ	
昭和2	1927	30	学校衛生技官になる。学校防塵を考える 函館市中島小で左利きと利き眼について研究 耳垢とりの名人と出会う 虫垂炎開腹手術 次男誕生	
昭和3	1928	31	函館中央病院慈恵院で外科医となる 高橋正体術と出会う（マストから落ちた男・90頁「民間薬療法をあさる」参照） （写真5）	
昭和4	1929	32	長女誕生	文部省『学校衛生』に発表
昭和5	1930	33	療術師に毛鍼を教わる	
昭和6	1931	34	三男誕生	
昭和7	1932	35		
昭和8	1933	36	父死亡	

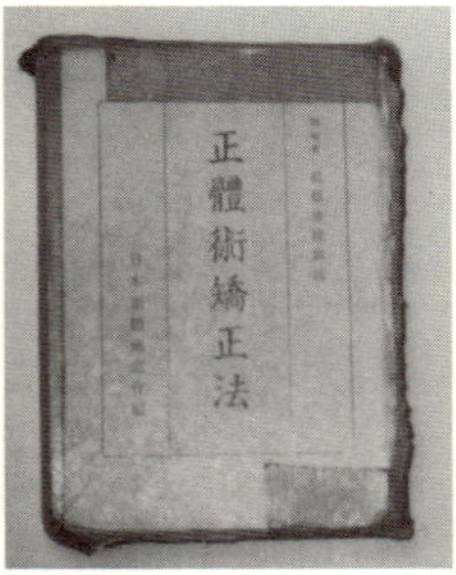
写真５　高橋正体術の書籍『正體術矯正法』

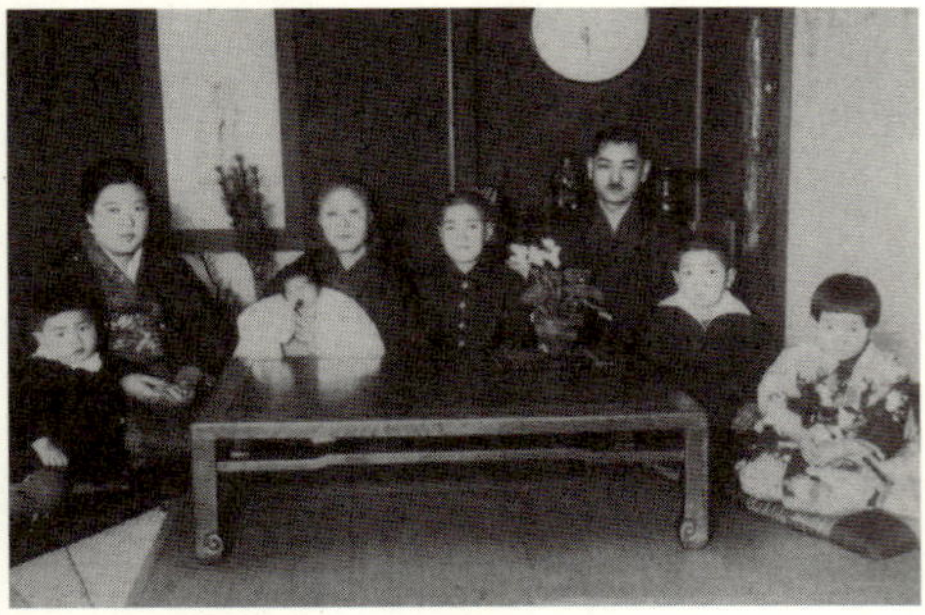
写真６
四男誕生時の家族写真

昭和9	1934	37	函館で「橋本敬三診療所」開業、投薬は漢方中心
昭和10	1935	38	四男誕生（写真6）
昭和11	1936	39	民間療法の中に何かがあることを確認、春も終わる頃から毎朝早く起きて書き出した
			清水亀芳氏の外聴道異物に関する経験執筆

第三期　昭和十二年から二十三年（仙台引き揚げ、開業、二度の戦争抑留）

昭和十二年、かねて研究の生体の歪みとその矯正の問題に確信を得たので、その構想をまとめたところへ支那事変が勃発、八月の応召より帰還、一度函館の診療所を再開したが、昭和十六年暮れに仙台に引き揚げ、現在の住所に温古堂医院の看板を揚げる。「温古」の名称は、このとき相談にのった藤田敏彦教授の父君が温知社浅田宗伯の門弟であったことに由来する。昭和十九年暮れ、再び赤紙で応召、北鮮に配属され、終戦とともにソ連に抑留されたが、昭和二十三年無事帰還。

和暦	西暦	年齢	個人的出来事	研究論文　＊○は原稿論文、『　』は書籍
昭和12	1937	40	8月、日中戦争応召 家族仙台市空堀町に引き揚げ（写真7）	○杏仁水の罨法について（求学備忘録） 9月『漢方と漢薬』4巻9号 ○脳下垂体前葉ホルモン製剤の応用について（求学備忘録） 10月『漢方と漢薬』4巻10号 ○臨床医家応用の毛鍼について（求学備忘録） 10月『漢方と漢薬』4巻10号 ○毛鍼即効穴の即効刺激のいろいろ（求学備忘録） 12月『漢方と漢薬』4巻12号
昭和13	1938	41		○力学的医学の構想 2～3月『漢方と漢薬』5巻2～3号 ○清水亀芳氏の外聴道異物に関する経験（昭和11年5月執筆、藤田敏彦教授が前書きを付記）昭和13年2～3月 京都帝大医学部編集『国民医学』（生理学研究）第15巻第2～3号
昭和14	1939	42		
昭和15	1940	43	帰還、函館で再開業	
昭和16	1941	44	仙台で温古堂医院開業（鍼	○鍼灸治験―足の冷たきを治する法

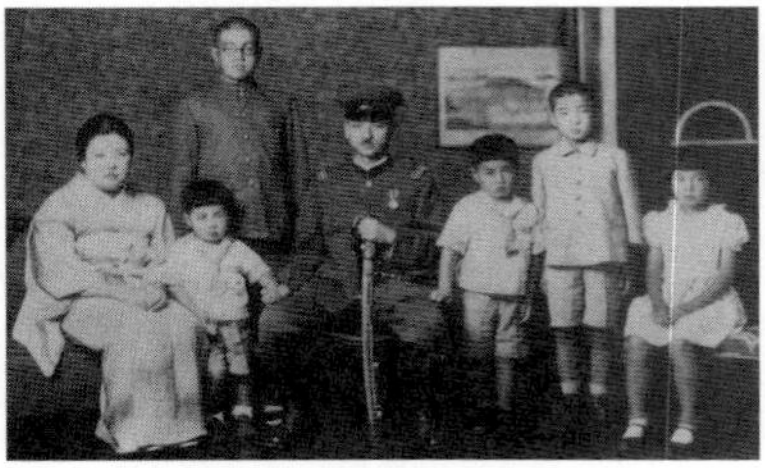

写真７　出征前日の家族写真

			と手技療法が中心)（写真8） 桂外科に籍を置く	12月『漢方と漢薬』8巻12号
昭和17	1942	45	五男誕生	○鍼灸治験―左ゲキ門治験　1月『漢方と漢薬』9巻1号
昭和18	1943	46		○鍼灸治験―三叉神経痛　10月『漢方と漢薬』10巻10号
昭和19	1944	47	再応召北朝鮮へ 朝鮮軍師学校の教官	
昭和20	1945	48	仙台空襲、留守宅被災をまぬがれる 軍医学校で長男と対面する （写真9） 終戦後、ソ連に抑留され、炭山の労働隊付きとなる ビタミンC欠で壊血病が蔓延したとき松葉を食べさせ「松葉軍医」と言われていた	
昭和21	1946	49	鍼を利用して兵隊やロシア人を治した	
昭和22	1947	50		
昭和23	1948	51	ソ連抑留から帰還	

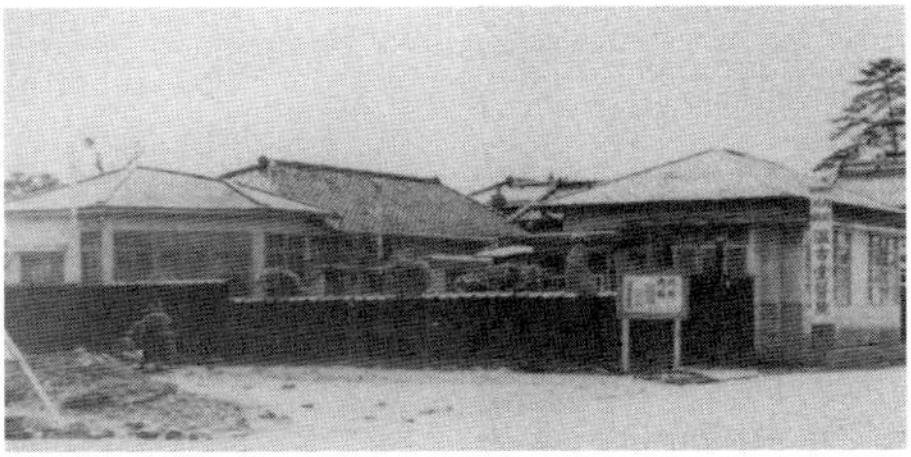

写真８
定禅寺通りからみた
開業当時の温古堂

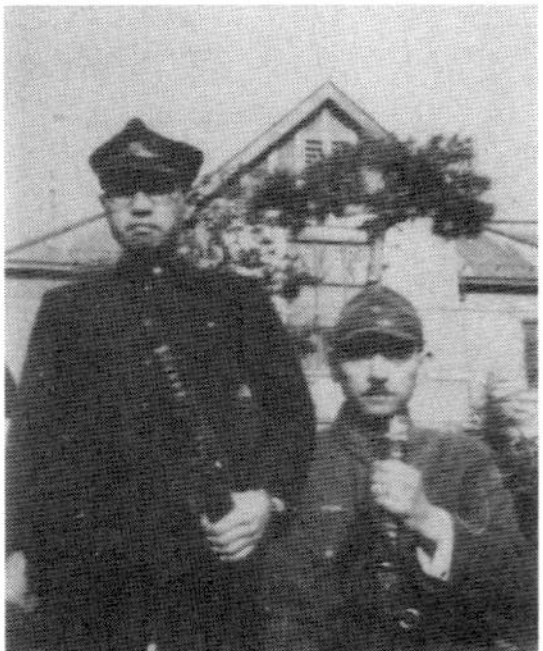

写真９
軍医学校で長男と

第四期　昭和二十四年から五十年（医学界に執筆）

しばらく戦後医学界の様子を見定めた後、昭和二十六年より日本医事新報その他に執筆を開始する。一方昭和二十四年より四十八年まで仙台の赤門学志院東北高等鍼灸整復学校で講義を続け、資格試験委員をも務める。この間、運動系の研究を深めるとともに生体の自然法則との関係にまでその理論を発展せしめて、医学界への警鐘を鳴らし続けるが、何の反応も得られず、昭和五十年ついに筆を折らんとした。

和暦	西暦	年齢	個人的出来事	研究論文　＊○は原稿論文、『　』は書籍
昭和24	1949	52	帰国3年、日本医学界の変動をじっと見る 赤門学志院東北高等鍼灸整復学校で講義（昭和48年まで）（写真10）	
昭和25	1949	53		
昭和26	1950	54	区画整理家屋移動 医学誌に発表開始	○ダイナミックな診療の提唱 11月『日本医事新報』 第1439号

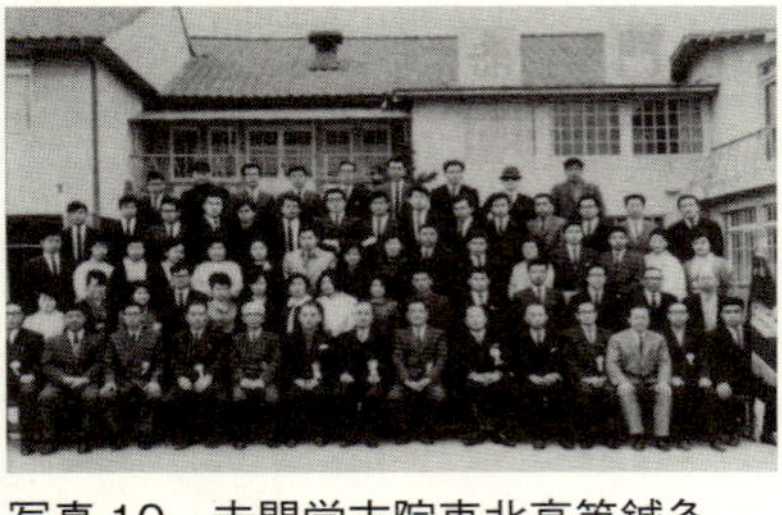

写真10　赤門学志院東北高等鍼灸整復学校の卒業式典の写真

和暦	西暦	年齢	事項	原稿・論文・書籍
昭和27	1952	55		○温知の夢よ、実現せよ　南山堂『治療』34巻4号
昭和28	1953	56		○左利き　3月『日本医事新報』第1507号 ○寝相　5月『日本医事新報』第1517号 ○置き忘れられた観察　6月『漢方』2巻6号 ○魚の目　10月『総合臨床』2巻10号
昭和29	1954	57		○寝小便　1月『日本医事新報』第1550号 ○小指　8月『日本医事新報』第1582号
昭和30	1954	58		○癖（くせ）　1月『日本医事新報』第1604号 ○シュミット博士に　1月『漢方の臨床』2巻1号 ○シュミット博士への提言（英文）　1月 ○腹痛とガス　7月『治療』37巻7号 ○手近にある鍼灸　10月『日本医事新報』第1641号
昭和31	1955	59		○カンフル油の外用　7月『治療』38巻7号
昭和32	1956	60	還暦（写真11） 赤門同窓会初代会長就任（～49年）	○東西医学の交流地点　2月『漢方の臨床』4巻2号 ○異常感覚と運動系の歪み　10月『日本医事新報』第1745～1746号
昭和33	1957	61		○瀕死の痰　3月『治療』40巻3号
昭和34	1958	62	長男橋本外科開業 温古堂規模縮小	○呑気者　8月『医家芸術』3巻8号 ○小外科拾遺　11月『治療』41巻11号 ○教室同窓会における「思い出と夢」

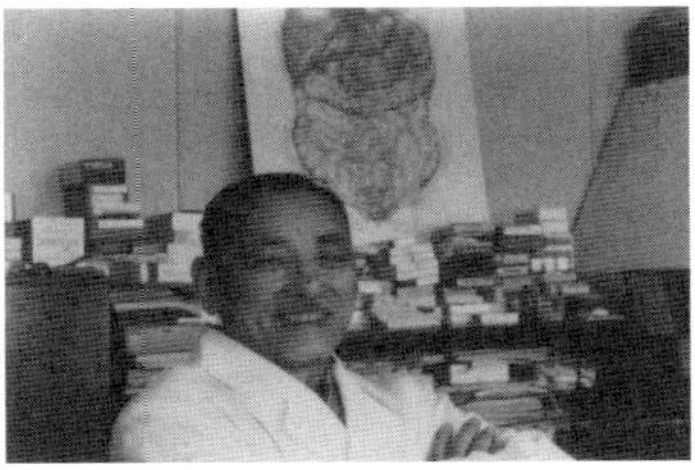
写真11　還暦、診療所にて

昭和35	昭和36	昭和37	昭和38	昭和39
1960	1961	1962	1963	1964
63	64	65	66	67
		鍼灸師免許取得		

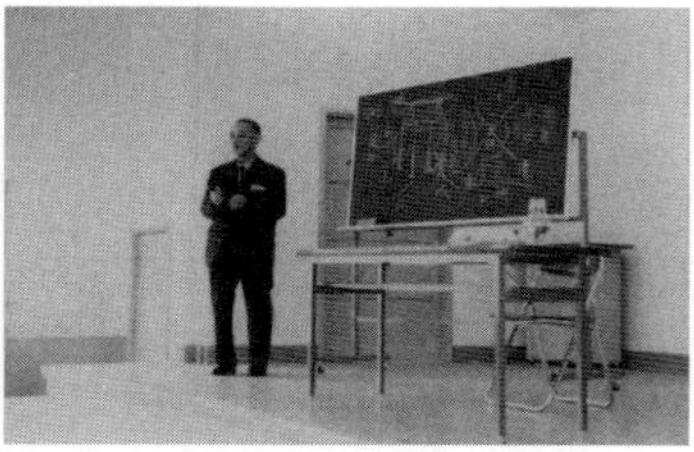

写真12　初めての県外での講習会風景（昭和39年 福岡市創健会）

12月『日本医事新報』第1861号
○東洋物療の目標　7月『医家芸術』4巻7号
○健康に関する四つの場
9月『日本医事新報』第1900号
○体操の意義　9月『漢方の臨床』7巻10号
○鹿を逐うもの山を見ず
1月『日本医事新報』第1915号
○中西の手首　6月『日本医事新報』第1937号
○甘汞療法の隠れたる実験者の方々に
3月『日本医事新報』第1977号
○噫、亀卦川甘汞大先生
5月『日本医事新報』第1984号
○運動系と生活機能との関連について
3月『漢方と臨床』10巻3号
○保健でない創建の考え方　12月『創建生活』第61号
○運動系による診察と治療
はしがき『医道の日本』3月
○医療ということ(1)　『医道の日本』4月
○心の調和―「救い」と「報い」(2)
6月『医道の日本』23巻6号
○運動系による診察と治療(3)　逆モーション療法

			『医道の日本』7月 ○運動系による診察と治療（4） 運動系の歪みの可逆性 『医道の日本』9月 ○運動系による診察と治療（5） 運動装置 重心の移動 『医道の日本』11月 ○運動系と漢方処方　11月『漢方の臨床』11巻11号
昭和40	1965	68	○運動系による診察と治療（6） 治癒の確認 供の治療と運動系 圧痛点の意義 呼吸と運動系 外傷性後遺症 『医道の日本』1月 ○運動系による診察と治療（7） 按摩と経絡 指導原理について 『医道の日本』4月 ○運動系による診察と治療（8） 調息法 食事について 『医道の日本』6月 ○運動系による診察と治療（9） モビリゼーション療法についての所見運動系の開眼は東西医学への懸橋 『医道の日本』9月 『鍼灸による即効療法』共著出版　4月　医歯薬出版
昭和41	1966	69	○心の持ち方はたらかせかた　9月『主治医』
昭和42	1967	70	○遺言　8月『日本医事新報』第2258号 ○温古堂先生　8月『主治医』7巻8号 ○運動系と漢方湯薬の処方　12月『医道の日本』

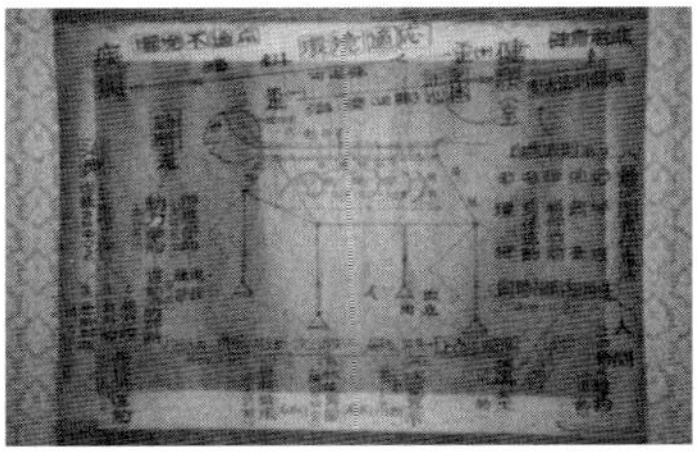

写真13 「人間 この動く建物」の図式を作ってもらう（昭和40年頃）

年号	西暦	年齢	出来事	著作
昭和43	1968	71	10日間の断食	○異常体験―断食行　1月『日本医事新報』第2281号 ○健康輸出　7月『日本医事新報』第2309号
昭和44	1969	72		
昭和45	1970	73		○運動系の歪みと異常感覚　4月『日本医事新報』第2400号 ○微症状　8月『日本医事新報』第2415号 ○微症状―現代医学の謎　12月 南山堂『治療』52巻12号
昭和46	1971	74		○健康社会建設の具体策を　1月『日本医事新報』第2437号 ○何の医の倫理ぞや　8月『日本医事新報』第2467号 ○書簡　8月 身体均整師会報「随想」より ○健康増進の論理　12月『全国各地医師会宛の印刷物』 健康増進の論理(英)　12月 健康増進の論理(仏)　12月 健康増進の論理(独)　12月
昭和47	1972	75		○医学教育　1月『日本医事新報』第2489号 ○ロスケ・ヤポンスケ　5月『日曜随筆』195号 ○鍼の物語　6月『日曜随筆』196号 ○上医不在　8月『日本医事新報』第2519号
昭和48	1973	76	橋本行則氏と出会う	○医師よ惰眠を貪るなかれ

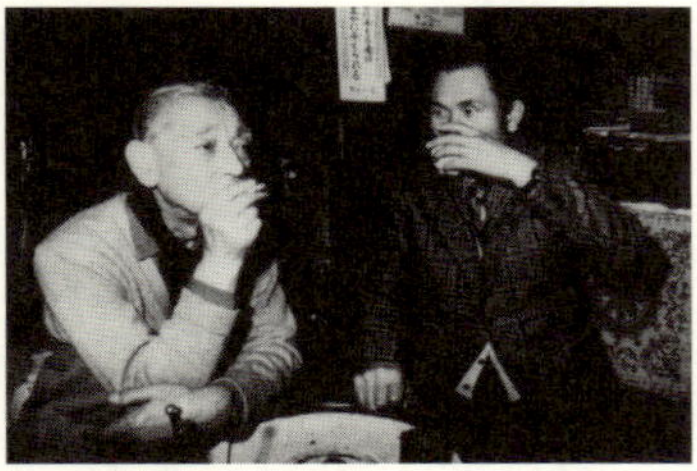

写真14　橋本行則氏と

			（写真14）	1月『日本医事新報』第2541号 ○マクロの世界　7月『日本医事新報』第2570号
昭和49	1974	77	書くことをやめる覚悟	○ライフ・サイエンス 1月『日本医事新報』第2595号 ○最先端の医学と医療 8月『日本医事新報』第2623号
昭和50	1975	78	（社）農山漁村文化協会月刊誌『現代農業』に一般向きに連載（写真15） カタカムナ、ホツマツタエ勉強会（写真16） 須永隆夫氏と出会う	○山寺の晩鐘　1月『日本医事新報』第2646号 『現代農業』健康を自分で守る ③操体のすすめ　4月号 ④健康学の根本原理　5月号 ⑤無意識運動・意識運動　6月号 ⑥自らの快適運動のすすめ　7月号 ⑦からだと心はうらおもて　8月号 ⑧正体に病なし　9月号 ⑨赤ちゃん健康法　10月号 ⑩続・赤ちゃん健康法　11月号 ⑪健康呼吸法の極意　12月号

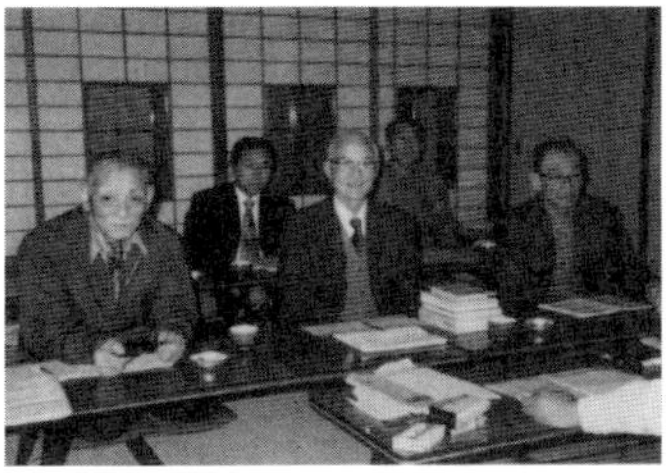

写真16　ホツマツタエの勉強会

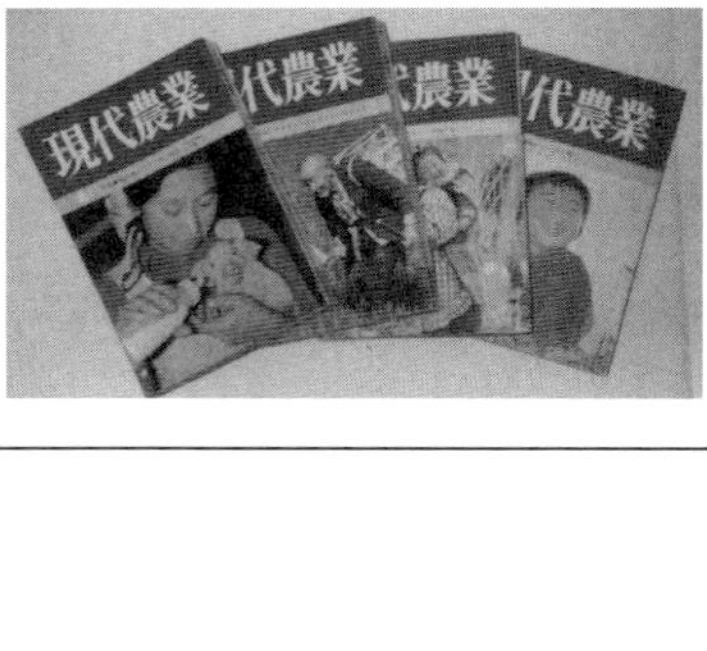

写真15
『現代農業』

第四期　昭和五十一年から平成五年（マスコミに発表され世に広まる）

昭和五十一年ごろを境に、逆に一般民間の支持を得て一躍マスコミの寵児となり、温古堂先生の「操体法」として世に迎えられて、今日に至る。

和暦	西暦	年齢	個人的出来事	研究論文　＊○は原稿論文、『　』は書籍
昭和51	1976	79	テレビ出演（NHK） （写真17、18） 妻千代没 宮城教育大学で講師 竹内敏晴・野口三千三氏と出会う 東洋医学研究会、仙台経済クラブ、仙台市医師会市民講座（伊藤宏一氏）新潟大医学部等で講習会を行う	○年頭放談　1月『東北日報』第5760号 ○言わずもがなと　7月『日本医事新報』第2727号 ○日本医師会長への書簡 12月『日本医師会長』あての手紙 『現代農業』健康を自分で守る ⑫なぜ心臓病はふえるのか　1月号 ⑬自分でやる健康検査　2月号 ⑭腰痛はなぜ起こるのか　3月号 ⑮ギックリ腰はなぜ起きる？　4月号 ⑯右利きと左利きと体の歪み　5月号 ⑰メマイや動悸とひずみ　6月号 ⑱お腹が痛い・苦しい！　7月号 ⑲脚・膝・手首の痛み　8月号 ⑳寝ちがい・不眠症　9月号 ㉑子供の難病　10月号

昭和52

1977

80

テレビ出演(岩手放送)
学校衛生連合会、ホテルオークラ座談会、大阪法華クラブ、青葉ライオンズクラブ、岩手公民館等で講習会を行う

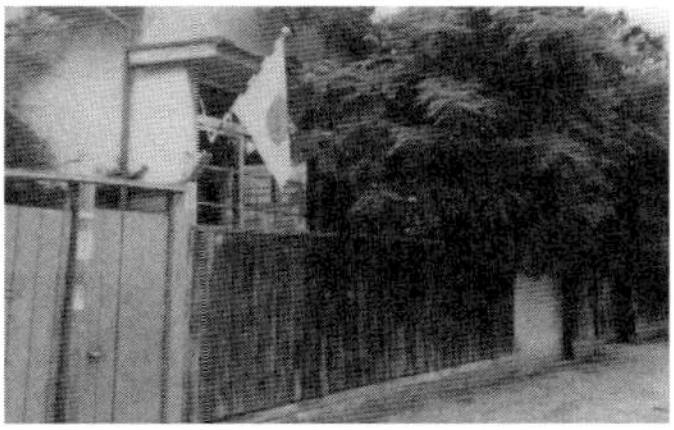
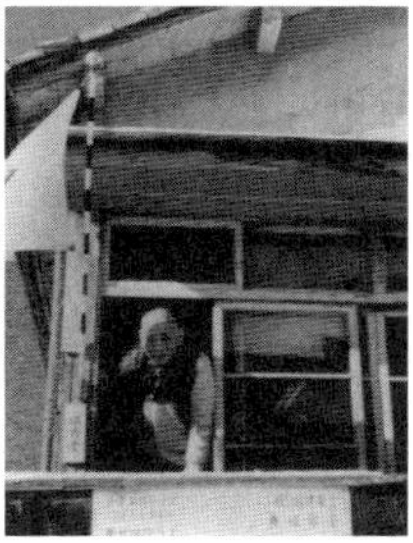
写真17・18　NHK テレビ出演時、日の丸を掲げた温古堂

㉒姿勢のよしあし　11月号
㉓体の動かし方・動作の極意　12月号
『現代農業』操体法のすすめ
①「操体」の基本運動　1月号
②あなたの体はどこに歪みが?　2月号
③腰の痛みをなおすには(その1)　3月号
④腰の痛みをなおすには(その2)　4月号
⑤頭重・肩こり・上肢痛　5月号
⑥体のひずみによるめまい　6月号
⑦お腹の悩みをなくすために　7月号
⑧脚や膝・手首の痛みに　8月号
⑨寝ちがい不眠症　9月号
⑩子どもの難病　10月号
⑪姿勢のよしあし　11月号
⑫動作と重心の位置　12月号
『操体法のすすめ』　1月　遠野市国民健康保険編集
○医者としての50余年
1～2月『現代農業』56巻1～2号
①医者として五十余年
治療など下の下のだと思うに至るまで(その1)
②医者として五十余年
治療など下の下のだと思うに至るまで(その2)

昭和53	1978	81	地湧の思想大会等で講習会を行う	『万病を治せる妙療法』　6月改訂新装版　農文協 （写真19） ○人間悲願の達成へ　7月『日本医事新報』第2779号 『現代農業』操体法のすすめ ⑬操体療法の基本型（その1）　1月号 ⑭操体療法の基本型（その2）　2月号 ⑮操体療法の基本型（その3）　3月号 ⑯操体療法の基本型（その4）　4月号 ⑰操体療法の基本型（その5）　5月号 ⑱操体療法の基本型（その6）　6月号 ⑲操体療法 腰痛（応用編 その1）　7月号 ⑳操体療法 腰痛（応用編 その2）　8月号 ㉑操体療法 婦人病（応用編 その3）　9月号 ㉒操体療法 各部の痛み（応用編 その4）　10月号 ㉓操体療法 ぎっくり腰（応用編 その5）　11月号 ㉔操体療法 風邪 喘息（応用編 その6）　12月号 ○健康と操体　53年頃 柏樹社 ○動診　8月『日本医事新報』第2832号 ○めぐり合わせとつながり合い　53年頃 柏樹9号 『からだの設計にミスはない』　10月柏樹社（写真20）
昭和54	1979	82	東北大脳神経科佐藤教授と出会う、仮診療所へ	『操体法写真解説集』 7月 橋本敬三監修・川上吉昭編、柏樹社

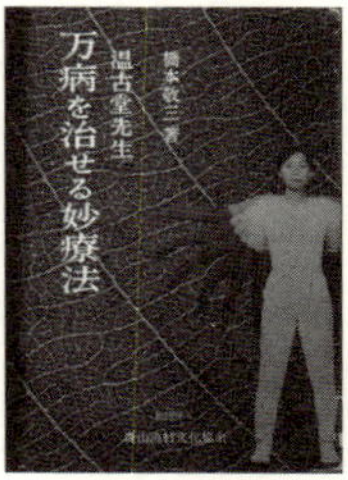

写真19
『万病を治せる妙療法』

昭和55	1980	83	大田区鍼灸師会、カイロANCSセミナー等講習会を行う 『からだの設計にミスはない』出版記念パーティー マンション落成移転 世界ヨガ大会（写真21）、一関等で講習会を行う

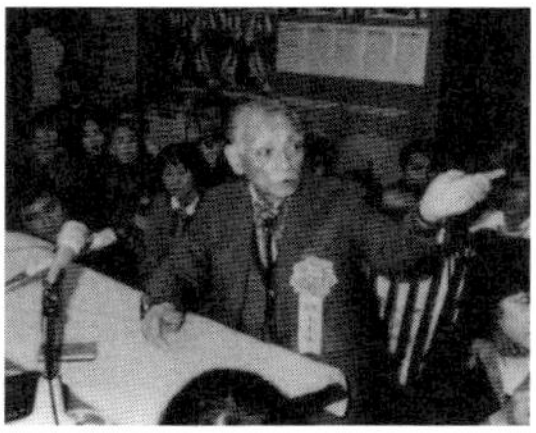
写真21　世界ヨガ大会での講演の様子

『現代農業』一人でやれる操体法
①寝る前に5分間体の歪みを治そう　1月号
②朝の寝起きの上手下手　2月号
③足の指を動かせば冷え症が治る　3月号
④道具、医者いらずの腰痛解消法　4月号
⑤肝心要を鍛える　5月号
⑥高血圧低血圧を治す　6月号
⑦題名不詳　7月号
⑧食欲不振の時はこの方法を　8月号
⑨腰痛は簡単に治せる　9月号
⑩肩こり 五十肩は足首から治す　10月号
⑪操体法 上達のコツ　11月号

○微小循環と微小内圧
1月『日本医事新報』第2906号
○温古老爺・操体法余話
5~7月『まみず』柏樹社
170~172号
『写真・図解―操体法の実際』
6月 橋本敬三監修・茂貫雅嵩著、農文協
○生き方の自然法則
8月『ライフサイエンス』
150号

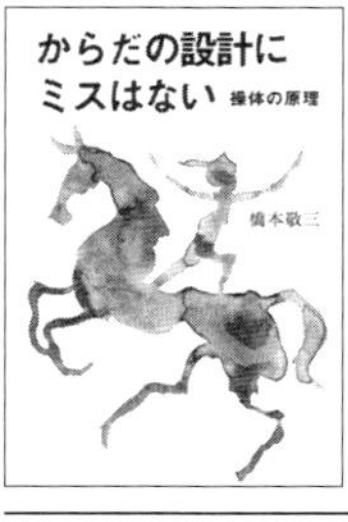

写真20
『からだの設計に
ミスはない』

昭和56	1981	84	『イサキ』創刊 NHKラジオ人生読本出演 にろく大学、東京大学駒場等で講習会を行う 先生を囲む会（浜松市、東京、大阪）	『操体法の原理』　5月 柏樹社 『ひとりで操体法』 6月 橋本敬三監修・小崎順子著 農文協 ○人生読本「人間の設計」 6月15～17日 NHKラジオ放送 ○人生読本「人間の設計」　9月『医道の日本』40巻9号 ○人生読本「人間の設計」　11月『医道の日本』40巻11号 ○日本医事新報に感謝 12月『日本医事新報』第３００７号
昭和57	1982	85	先生を囲む会（秋保、沖縄） 東京地区研修会、沖縄操体道、名古屋研修会、愛知文化講堂、福島須賀川、二本松、保原、岩手花泉、仙台北保健所保健婦対象、北海道東洋医学勉強会、大阪地区操体道研究会等で講習会を行う	○御寛容に感謝　1月『仙台市医師会報』２１１号 ○人生読本「人間の設計」　4月『医道の日本』41巻4号 ○非公認医療半世紀の告白 7月『日本医事新報』第３０４０号 ○開闢以来の医学の誤解 10月『日本医事新報』第３０５３号
昭和58	1983	86	先生を囲む会（名古屋） 生き方懇和会愛知等で講習会を行う	○懺悔について　1月『日本医事新報』第３０６３号 ○続・懺悔について　3月『日本医事新報』第３０７４号 ○忘れられた人間の肉体　3月『人間の真理』 ○今の現代医学医療体制は早晩崩壊する

昭和59	1984	87	NHK教育テレビ「背骨のメカニズム」 第1回バランス運動研究会開催 先生を囲む会（沖縄第3回） 米寿祝賀会（秋保）	5月『仙台市医師会報』第203号 ○判っているのに気がつかない 7月『日本医事新報』第3092号 ○この世は極楽だ　『イサキ』7月号 『NHK人生読本（6）「人間の設計」』 7月日本放送出版協会 ○この世は極楽　1月『日本医事新報』第3116号
昭和60	1985	88		
昭和61	1986	89		『誰にもわかる操体法の医学』　2月 農文協 『私が見つけた名治療家』　4月 祥伝社
昭和62	1987	90		『生体の歪みを正す』　5月 創元社（写真22）
昭和63	1988	91		
平成元	1989	92	マンションを離れ、仙台市郊外に転居	
平成2	1990	93		

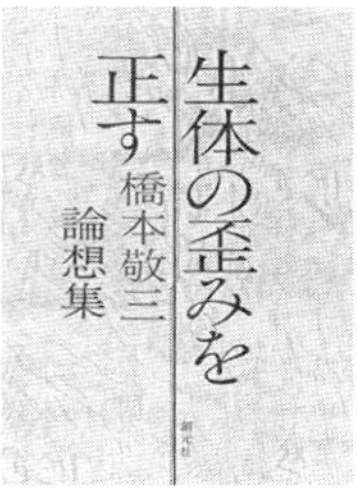

写真22
『生体の歪みを正す』

平成3	1991	94	
平成4	1992	95	
平成5	1992	96	逝去 偲ぶ会（仙台国際ホテル）
平成9	1997		生誕百年記念行事（秋保緑水亭）
平成11	1999		七回忌偲ぶ会（仙台ホテル）
平成16	2004		十三回忌偲ぶ会（仙台国際ホテル）
平成20	2008		十七回忌偲ぶ会（仙台国際ホテル）（写真23、24）
平成26	2015		二十三回忌偲ぶ会（大阪リバーサイドホテル）

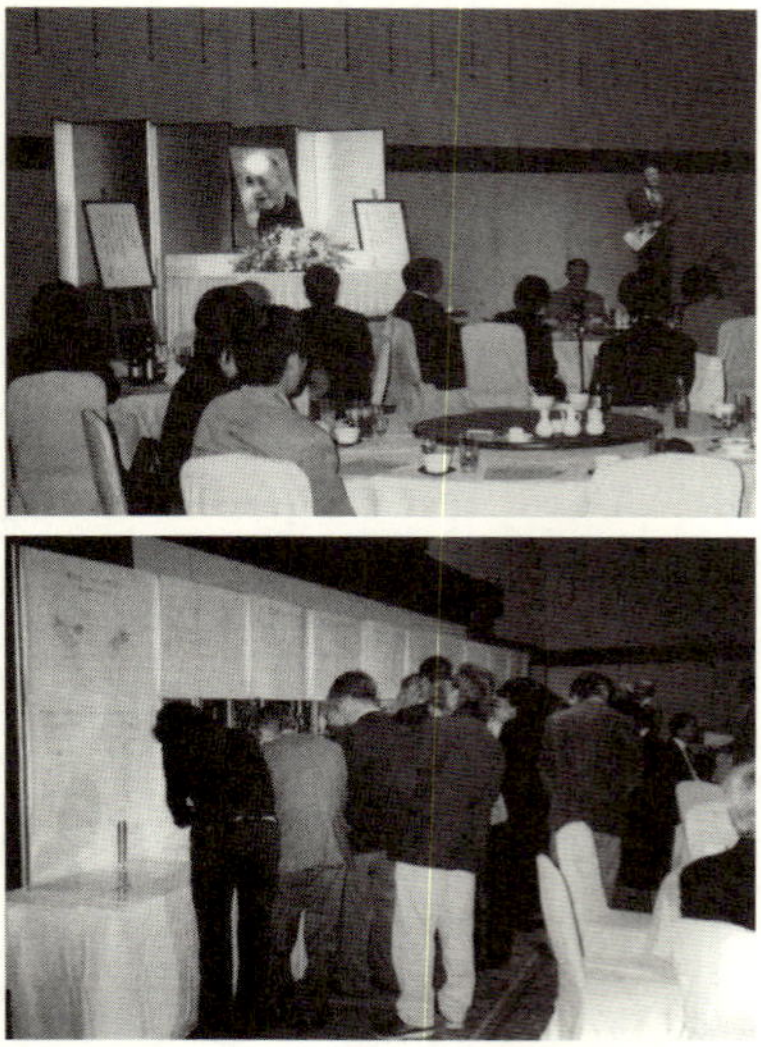

写真 23・24　十七回忌偲ぶ会の様子

※『第三十三回全国操体バランス運動研究会仙台大会 講演要旨集』（二〇一六）より、加筆修正

あとがき

平成という一時代が幕を閉じようとしているこのタイミングで、『おんころやの人生を想う～橋本敬三先生を語る～』を出版できたことは、大きな喜びです。

私が温古堂事務局の代表として、全国の皆さんと協力しながら年六回の『イサキ』の発行、そして年一回の「全国操体バランス運動研究会」の実施に関わって三十年になります。今回の本は、その事業に賛同してくださった皆さんが、後世に伝えたい敬三先生への想いを書き留めた文章をまとめたものです。各々が敬三先生の偉業に敬意を表して想いを綴ってくださいました。今回は掲載できませんでしたが、ほかにも多くの皆さんから敬三先生との出会いや学んだこと、そして今の自分の人生に生かされてきたことなどを綴っていただき、『イサキ』に掲載してきました。同じ時代を生きてきた方から、その想いを残していただくことで、記憶から薄れていく敬三先生の心を少しでも鮮明に伝えていくことができるものと考えております。

私は、敬三先生が九十歳の時に出会っています。先生の長男の次男、孫の雄二（現在の日本操体学会会長）と結婚したことがきっかけでした。その当時先生は、一日二時間ほど治療室に出向き、本を読んだり患者さんやお客様とお話をされたりしていました。いつも誰にでも「有難いな」「よろしく頼む」と話され、笑顔でいたのが印象に残っています。

『イサキ』は、昭和五十六年七月に「温古堂からのお便り」、温古堂先生の日常生活を皆さんにお知らせしたいという目的で発行されました。読むことを希望される方が増え、十二号を発行する頃には千部を超えるようになり、とても温古堂だけの手では賄えなくなって、一度休刊されました。助けを求めた事務局に新たな協力者が加わり、同五十八年八月に再度発行できるようになりました。同六十一年八月の四十九号まで毎月発行しましたが、敬三先生八十九歳、ご自身で書く新しい文章や活動がなくなる中、二度目の休刊となりました。全国の皆さんから再刊希望の声が上がり、同六十二年一月、今回この本の編集に力を尽くしてくださった稲田稔氏（昭和六十年〜平成四年　温古堂研修生）を中心として、三度目の再刊となりました。経緯を知らない私たちが全国の皆さんとスムーズにつながれたのは、昭和五十一年から温古堂参与を務めた橋本承平氏の支えがあったからと感謝しています。それ以来、操体法愛好者の情報誌として、敬三先生の心を学ぶ、操体法の可能性を考える、情報交換、という内容に変わってきました。平成二十八年十一月からは、日本操体学会の会報誌としての役割を担っています。『イサキ』を読むことで、敬三先生が今なお私たちに問いかけてくれているように感じています。なお、今回収載した「おんころやの人生を想う」は平成二十五年二月より三年間『イサキ』に連載されたもの、「謎多き・墓石の図象」は平成六年一月に『イサキ』に掲載されたものが初出となっています。

同じように、三十五年間続いている「全国操体バランス運動研究会」も大切な位置づけです。始まりは敬三先生が「学術的な解明をしてほしい」と託した三名、橋本行則・須永隆夫・川上吉昭各先生が考え、作り上げた学術研究会でした。当時宮城教育大学教授であった川上先生が年に一回、八年間大学で研究会を開催してくださいました。先生の退官により、第九回からは橋本雄二が会長となる「全国操体の会」が開催を引き継ぎました。敬三先生は「何も絶対などということはない」と、トップダウンの組織づくりを嫌いました。ですからこの「全国操体の会」は同志の皆さんが集まり、皆平等で、その時々できることをできるやるという形で、学びの場を作り続けてきました。「野次馬根性を忘れるな」という敬三先生の心を継ぎ、毎年活発な内容となっています。

平成二十八年十月、情報化が進む現代社会の中で、敬三先生を知らずに操体法を学ぶ人が増えている現状に対し、少しでも多くの心ある人とつながり、操体法を世の中のために使ってほしいとの思いで、日本操体学会が結成されました。営利目的とは関わりなく、人間が幸せに生きるための原理原則を学び続けるために、お互いに学んでいきたい。「気持ちのよい、体が喜ぶことをすればよい」、そのシンプルでありながら奥の深いこの操体法が世の中の常識になるように、力を結集したいと思います。その基盤になる敬三先生の姿、考え方、生きざまを、この一冊の本から読み取っていただければ幸いです。発行に寄せてお力添えくださった、たにぐち書店の谷口直良社長、担当の吉村隆広さん他皆様に、心から感謝いたします。

平成三十年十二月　日本操体学会理事　橋本 千春

■ 日本操体学会

全国操体バランス運動研究会世話人有志の提案により、2016年10月28日設立。操体法（橋本敬三先生の残した健康維持に関する原理原則の確認）の自律的な意義をあらためて見直し、将来にわたってその有効性と有用性を示すこと、人々の健康を確保しながら実践的な次元で推進し、人類の平和的な共存に貢献・寄与することを目的としている。操体の思想への理解を深め、その実践に関して応用を工夫研究する。また普及できる人材を育成し、次世代に継承していくものである。

事業内容として、

・「全国操体バランス運動研究会」の開催（年1回）
・会員相互の研修会の開催
・新たな指導者育成研修の実施
・会報の発行
・共通理解を深めるテキストの発行

などがある。

会長　橋本雄二
事務局　仙台市青葉区柏木1丁目7-28　5階　温古堂内
TEL & FAX　022-718-8778
onkodo-sendai@hb.tp1.jp

おんころやの人生を想う
～橋本敬三先生を語る～

2019年1月20日　第1刷発行

編　者　日本操体学会
発行者　谷口 直良
発行所　㈱たにぐち書店
〒171-0014　東京都豊島区池袋2-68-10
TEL. 03-3980-5536　FAX. 03-3590-3630